Narrando a vida, nossas memórias e aprendizados

Humanização das práticas de ensino
e de cuidado na saúde

Narrando a vida, nossas memórias e aprendizados
Humanização das práticas de ensino e de cuidado na saúde

Organização: Patrícia Tempski e Fernanda Brenneisen Mayer

Prefácio de Nita Freire

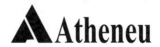

EDITORA ATHENEU

São Paulo —	*Rua Jesuíno Pascoal, 30*
	Tel.: (11) 2858-8750
	Fax: (11) 2858-8766
	E-mail: atheneu@atheneu.com.br
Rio de Janeiro —	*Rua Bambina, 74*
	Tel.: (21)3094-1295
	Fax: (21)3094-1284
	E-mail: atheneu@atheneu.com.br
Belo Horizonte —	*Rua Domingos Vieira, 319 — conj. 1.104*

Projeto Gráfico e Diagramação: Paula Cristina Sassiotti Dalberto

Capa: Paula Cristina Sassiotti Dalberto

Dados Internacionais de Catalogação na Publicação (CIP)
(câmara brasileira do livro, SP, Brasil)

Narrando a vida, nossas memórias e aprendizados: humanização no ensino e na assistência / Organização Patrícia Tempski e Fernanda Mayer ; prefácio de Nita Freire. -- São Paulo : Editora Atheneu, 2014.

Bibliografia.
ISBN 978-85-388-0502-1

1. Cuidados de saúde 2. Depoimentos 3. Educação em saúde 4. Ética profissional 5. Histórias de vida 6. Humanização 7. Profissionais da saúde - Formação 8. Serviços de saúde I. Tempski, Patrícia. II. Mayer, Fernanda. III. Freire, Nita.

	CDD-610.7
14-02521	NLM-WA 590

Índices para catálogo sistemático:
1. Humanização: Instituto Sírio-Libanês de Ensino e Pesquisa

TEMPSKI, P.; BRENNEISEN MAYER, F. (orgs.)

Narrando a vida, nossa memórias e aprendizados – Humanização das práticas educativas e de cuidado na saúde

© *EDITORA ATHENEU – São Paulo, Rio de Janeiro, Belo Horizonte. 2015*

Sumário

Agradecimento 17

Prefácio...19
Nita Freire – Ana Maria Araújo Freire

Apresentação 25
Roberto de Queiroz Padilha

O Contexto histórico e político da produção 27
Patrícia Tempski

Narrando a vida – Nossas memórias e aprendizados.........35
Patrícia Tempski e Fernanda Brenneisen Mayer

Permite que te conte! – Uma narrativa sobre as
narrativas...39
Marta Orofino e José Maurício de Oliveira

HUMANIZAR É ACOLHER

Acolhimento na rua 47
Andrezza Carvalho Ervedosa

Quando tudo parecia resolvido! 50
Fátima Sampaio Machado

As vivências de minha avó e sua repercussão em minha
prática...52
Flávia Mattos Vieira

Será que era necessário isso?..53
Josemary de Lourdes Honório da Silva Barboza

Acolhendo o trabalhador de saúde de forma
humanizada 55
Solange Loyola Meireles Braga

Acolhimento nos serviços de saúde **57**
Tergiani Terra Giansante Barros

Atenção à integralidade do cuidado **59**
Ledronete Silvestre

Acolhimento cooperativo **61**
Maria de Fátima de Souza Rovaris

Acolhimento no consultório **64**
José Araújo Silva Júnior

HUMANIZAR É APROXIMAR-SE DO OUTRO

Humanizar é aproximar-se do outro **69**
Maria Francisca dos Santos Daussy

Um laço de amizade **71**
Simone Maria de Lima Duarte

HUMANIZAR É DAR ATENDIMENTO DE EXCELÊNCIA

Humanizar é atendimento de excelência **76**
Rosane Benevides Calheiros

Pequenas atitudes e grandes resultados **77**
Vanuza Solange Guasti

Humanização do SUS **78**
Agda Maria Vasconcelos Freire de Oliveira

Superação do atendimento odontológico desumanizado ..**79**
Manoel Gonçalves da Silva Neto

Humanizar é dar sustentabilidade **81**
Sebastião Clemente de Souza Neto

Experiência de humanização no hospital **83**
Adriano Jorge

HUMANIZAR É COMPARTILHAR DECISÕES

Colegiado gestor na humanização............................89
Ione Barbosa dos Santos

HUMANIZAR É COMPARTILHAR NOSSAS HISTÓRIAS

Conte-me a sua história....................................93
Leidimara Zanfolim

HUMANIZAR É COMPREENDER O MUNDO DO OUTRO

Se atrasar não tem atendimento...........................98
Albaniza Leite

Detalhes de uma vida......................................99
Silmara R. Machado

Um novo espaço...101
Tatiana Viana Maciel

O melhor lugar é a casa da gente.........................103
Edileuza Bezerra de Almeida

Agradecemos as nossas conquistas.........................106
Thelma Glasser Marques Carreira Gomes

HUMANIZAR É ESTAR COMPROMETIDO

Humanizar é estar comprometido...........................111
Júlio Eduardo Fernandes de Araújo

HUMANIZAR É CUIDAR

Abraço de um braço só.....................................115
Neiva José da Luz Dias Júnior

Humanizar é cuidar da vida desde o começo.................116
Marina Leite Souza

Uma história de cuidado com a vida................................118
Cássia Rozária da Silva Souza

Mãe de primeira viagem.....................................120
Cristiana Mara Bonaldi

HUMANIZAR É CUIDAR DO PROFISSIONAL

Humanizar é cuidar do trabalhador.............................125
Mércia Fernandes Santana Matos

Humanização no processo de trabalho...........................127
Fabíola Rossi Paziani

Será mesmo tempo perdido?.............................128
Maria Teresa de Oliveira Feitosa

HUMANIZAR É DEMONSTRAR EMPATIA

Competências emocionais para a assistência...................132
Rosa Maria Natalli Montenegro

Empatia é sentir o que o outro sente.............................134
Veruska Faria Barbosa

HUMANIZAR É ENVOLVER-SE

Humanizar é envolver-se.................................139
Elânia de Araújo Queiroz

HUMANIZAR É LEMBRAR DAS PEQUENAS ATITUDES

Humanizar com pequenas atitudes.............................145
Maria do Socorro Leite B. da Silva

HUMANIZAR É INCLUIR

Humanizar é incluir..149
Ana Maria Tavares de Sousa

Planejamento educacional...150
Claudia Helena Bermudes Grillo

HUMANIZAR É OFERECER CUIDADO INTEGRALIZADO

Relato de prática..155
Regina Coeli Japiá Mota

Uma ação mais humana..157
Zena Maria Corrêa da Costa Villachá

HUMANIZAR É NÃO JULGAR

Humanizar é não julgar...161
Ana Cristina da Silva Bezerra

Cuidar sem preconceitos..162
Laiza Deininger

HUMANIZAR É OUVIR

Meu melhor bom dia!..167
Diita Fontoura

Como fazer essa tal de humanização?.........................169
Eliana Moderno

Papelada, hoje não!...171
Samilla Gonçalves de Moura

HUMANIZAR É CUIDAR DA AMBIÊNCIA

Humanizar é cuidar da ambiência..............................175
Eliana Macedo de Lemos

Carinho mútuo 177
Josiania Carla Teixeira de Oliveira

HUMANIZAR É PENSAR NO HUMANO

Humanizar é... 181
Ivana Maria Queiroz Fernandes

Humano não é coisa 183
Elidiana Klécia Laranjeira da Cruz

Humanescência 184
Robson Edney Mariano N. e Silva

HUMANIZAR É PERCEBER A NECESSIDADE DO OUTRO

Humanizar é fazer diferença na vida das pessoas 189
Adriana Bergamini

Não seria nossa obrigação? 191
Magda Dória Vieira

Humanizando o espaço para atender os astomizados 192
Raquel Cristina Campos dos Santos

Pequenos grandes gestos 193
Tássia Virgínia de Carvalho Oliveira

Não pode falar mas pode sentir dor 194
Helena Scaranello Araújo

Pode estar perto 195
Cristina Abreu de Araújo

HUMANIZAR É REABILITAR

Obrigado ou um simples sorriso 199
Rômulo Jorge de Brito Galvão

HUMANIZAR É REALIZAR SONHOS

Sonho que se sonha junto é realidade!..............................205
Francilene Jane Rodrigues Pereira

O último desejo..............................206
Rivonilda dos Santos Santana Graim

HUMANIZAR É RECONHECER OS DIREITOS DOS USUÁRIOS

Humanizar é reconhecer os direitos do usuário..............213
Edilene Barros Dantas de Sá

O cotidiano do trabalho..............................215
Francinese Raquel Vieira Silva

Um menor morador de rua nas Unidades de Saúde........217
Margareth Pandolfi

HUMANIZAR É RESGATAR A ALEGRIA

Serviço Humanizado..............................223
Maria José Medeiros da Fonseca

Criança sim, miniadulto não!..............................224
Thaís Titon de Souza

Frutos do trabalho humanizado..............................226
Viviane de Oliveira Santos

Alegria de viver..............................229
Patrícia Carla Souza Costa

HUMANIZAR É RESGATAR AUTONOMIA

Vivência de humanização..............................233
Eunice Maria Alves

HUMANIZAR É RESPEITAR

Humanizar é respeitar **239**
Josiana Salvador Marinho Lima

Respeito ao profissional **240**
Adriana Cristina Pereira

Reflexão **241**
Fernanda Cardinali

HUMANIZAR É SER GENTIL

A nova comunidade de seu Jeremias... ....**247**
Tatiana Teresa Lima Miranda

HUMANIZAR É SER SOLIDÁRIO

Solidariedade **253**
Clivia Beltrame

Ela tinha o principal... ....**255**
Patrícia Claus Rodrigues

Realizar os procedimentos com amor **256**
Gilmara de Almeida Palmeira

HUMANIZAR É TER BOM HUMOR

**Nem a galinha da sua mãe e nem o cachorro do
seu marido** **261**
Girlene Machado Lima

HUMANIZAR É TRABALHAR EM EQUIPE

Chega de filas! **267**
Fábio Jorge Ramalho de Amorim

Trabalhamos em equipe...**268**
Paula Quitéria da Silva Ferreira

Trabalhar em equipe é humanizar...................................**269**
Sindaya Belfort

Eu voltei para ficar, porque aqui é o meu lugar..............**271**
Gianne de La-Rocque Barros Warken

Rodas de conversas..**272**
Ana Luiza Andrade Melo

Práticas de humanização em equipe............................**274**
Sandra Villela

Visita domiciliar...**276**
Lucia de Fátima Rodrigues Gomes

HUMANIZAR É TRANSFORMAR REALIDADES

Ziquezagueando..**281**
Iraci Rodrigues de Sá Telles

Grupo de mulheres Viver melhor.................................**282**
Lara Verônica Brito Gomes

**Humanizar é criar condições para o afeto
se desenvolver**..**284**
Rosa M. A. Sá C. Albuquerque

Encontrar o caminho...**286**
Simone Fialho Pereira Pimentel Martins

HUMANIZAR É VALORIZAR A VIDA

Uma lição de vida...**291**
Patrícia Carvalho

HUMANIZAR É VERNCER BARREIRAS DE COMUNICAÇÃO

Conte-me sua história; comunicando-se com as mãos.....297
Paulo Carlos de Guadalupe

João e Maria...299
Márcia Almeida de Araújo Alexandre

HUMANIZAÇÃO NO ENSINO

Vivência com Preceptoria 305
Áurea Marques Ferreira-Vitória

Do sonho uma ponte......................................306
Glória Maria Souza de Oliveira

Lembrei do ocorrido com estagiários da 9ª fase do curso de medicina 308
Ana Cristina Vidor

Ver o produto do outro é... 310
Fabiana Ruotolo

Humanização no tratamento de pacientes portadores de HIV 311
Gabriela de Oliveira Guedes Mattos

Estimular habilidades, atitudes e valores profissionais visando o cuidado humanizado.................................313
Ione de Souza Coelho

Humanizar é formar melhor os profissionais da saúde....315
Joelma Bento da Silva

Humanizar é olhar com críticas a realidade e buscar sua transformação 317
Kalline Cristine Amorim do Nascimento Meneses

Humanização na atenção à saúde do escolar 318
Mércia Lamenha Medeiros

Humanizar transformando práticas de educação em saúde 320
Michelle Mitre

Humanizar é responsabilidade de todos! 321
Nívia Patrícia Oliveira de Pinho Valença

Aprendendo a ser e conviver – habilidades, atitudes e valores profissionais 322
Paula Rezende Perini

Humanização do ensino 324
Tânia Mara Machado

Senta aqui e vamos conversar 326
Maria de Lourdes Fonseca Vieira

Fortalecendo vínculos com a comunidade 328
Maycon Carvalho dos Santos

VAMOS FALAR DA COISA PELA NÃO COISA – A DESUMANIZAÇÃO

Desumanização 333
Carla Fernanda Silva

Era mesmo necessário? 335
Flávia Regina Ribeiro Cavalcanti

Humanização/Desumanização/Humanização 337
Francis Santana Nava Cardoso

O que faz diferença na vida 339
Greycy Kelly Gomes da Cunha

Vamos falar dos pacientes inviáveis? 340
Lília de Figueiredo Prado

Desumanização na sala de parto 342
Ludmilla Barroso S. Brito

A falta de um "olhar" 343
Mara Ines Bapstella Ferão

A vida como ela é 345
Maria Betânia de Morais

Falta de humanização numa Unidade Básica de Saúde 347
Maria de Fátima Ferreira Ramalho

Assim falam as flores 349
Marta de Oliveira Matos Cavalcante

Desumanização da assistência 351
Milena do Socorro Barbosa dos Santos

Com os peitos na rua 352
Maria Nilcemar Fagundes da Silva

No lugar do outro por um momento 355
Maria Leonide de Oliveira Brandão

Peregrinação 357
Pedro Joaquim de Lima Neto

A assistência a um paciente sem possibilidade terapêutica – até onde podemos dizer que não há o que fazer 359
Sandra Villar

Vivência no meu cenário de prática sobre desumanização 361
Tatiana Teresa de Lima

Uma experiência desagradável 363
Viviana do Socorro Maciel Quaresma

Humanizar é oferecer serviço resolutivo 365
Adriana Cansanção Calheiros

Desumanização no ensino 367
Luiz Cláudio Gomes Basto

Desumanização no hospital 368
Haroldo Santa Cruz Cansanção

Rosa e Janaina 370
Rosa Diniz

O possível e o impossível 374
Thaciane Ribeiro

Humanizar é 375
Patrícia Tempski e Fernanda Brenneisen Mayer

Agradecimento

Agradecemos o apoio da Excelentíssima Secretária Estadual dos Direitos das Pessoas com Deficiência do Estado de São Paulo, Sra. Linamara Rizo Battistella, que disponibilizou o acervo das obras dos pacientes da Rede de Reabilitação Lucy Montoro, fotografadas por Patrícia Tempski, para ilustrarem este livro.

www.redelucymontoro.org.br

18

Prefácio

Por Nita Freire

Pensar e trabalhar para concretizar um livro de depoimentos de alguns profissionais que cuidam da saúde no Brasil – narração de memórias e aprendizados de suas vidas – tem certamente a preocupação de trazer para nossas reflexões, e para as de quem escreveu também, as suas práticas e compreensões sobre suas tarefas. Parte da necessidade de se ter em mente que todos os trabalhadores da saúde devem ter um comportamento ético tanto quanto conhecer profunda e cientificamente sua área específica no processo permanente de formação/aprendizagem e na atuação no tratamento dos *adoecidos* e dos doentes.

Portanto, o foco do livro é "pôr na mesa", fazer-nos um convite para pensarmos radicalmente sobre o que é a humanização ou o ato de humanizar. Foi isto que Patrícia Tempski e Fernanda Brenneisen Mayer se propuseram a fazer como organizadoras e apresentadoras do livro – expor as narrações, resultado de uma das atividades do Curso de Especialização em Educação na Saúde para Preceptores do SUS – e o fizeram com enorme delicadeza e arte. O objetivo do livro não é o de "premiar" com uma publicação o escrito daquele ou daquela, embora isto, mesmo sendo legítimo, é muito pouco, acredito, sob o ponto de vista no qual elas se envolveram radicalmente.

Assim, a proposta dessas duas mulheres, uma médica/educadora e outra psicóloga, é interpretar e refletir as questões do cuidado com a saúde, vistas não como problemas encerrados em si mesmos, como vinha sendo historicamente, mas na sua relação dinâmica e dialética com a ética e a política. É suscitar a compreensão consciente do *ato do fazer* e do *pensar sobre o fazer*, enfim, saber do *por quê*, do *como*, do *contra o quê* e do *contra quem* os agentes cuidam, indo ao encontro da substantividade da coisa para entendê-la melhor no próprio ato de escrever sobre o que fazem e pensam, e dialética e consequentemente, no ato de ler.

No mundo de hoje, desumanizando-se cada dia mais, este livro induz, portanto, a pensarem os e as que cuidam da saúde, um pouco sobre como estão praticando seus trabalhos no cotidiano. Com displicência e desprezo? Mecanicamente? Sem compromisso algum ou "derramando-me em lágrimas" porque "eu não sou nada diante de adversidades tão grandes"? Quem deve resolver os problemas são "os superiores: os médicos chefes de equipe ou dos postos de saúde; o Ministro e os políticos"? Em qualquer dessas hipóteses alienados ou "vítimas" da aceitação de suas impotências reais ou criadas, ou até apenas imaginadas, é preciso refletir para aceitar definitivamente este estágio de comportamento deplorável, ou negá-lo com consciência crítica, mesmo nos mais simples gestos e palavras ditas aos seus pares ou contrários, os "pacientes". O próprio ato de escrever refletindo sobre sua prática ajuda estes profissionais a definirem sua maneira de ser. E pela minha leitura eles e elas se definiram pelas ações com criticidade.

Assim, este livro propõe a quem o escreveu e a quem o lê a *conscientização* sobre a necessidade de luta para diminuir cada vez mais a violência do estado de pobreza e abandono da maioria que frequenta as unidades de saúde – por falta de comida sadia e suficiente, moradia adequada, boa escolarização, saneamento básico e água encanada etc... –, que faz de *adoecidos,* doentes de fato, e está destruindo o equilíbrio social, degradando-os a *Seres Menos.* Estimula-nos a aumentarmos, em cada um de nós, a nossa capacidade de amar. Encoraja-nos a humanizarmo-nos com verdadeira autenticidade. Sem medo de amar o diferente de nós para acabar ou minimizar as enormes discrepâncias entre diferentes níveis do *ser,* do *ter* e do *querer* dos que *podem,* que atormenta grande parte de nossa população. Esta não é tarefa apenas dos mandantes, dos políticos, mas também de toda a sociedade, e de maneira especial dos que cuidam da VIDA.

Os depoimentos são muito bem escritos, todos carregados de emoção e compreensão de suas tarefas como agentes de saúde frente a uma população brasileira pobre, oprimida, muitas vezes sem saber porque nasceram e o que fazem nesse mundo; assim, que dele muito pouco sabem e quase nada dele participam como *sujeitos da história*. Portanto, este não é um livro para ler e guardar na prateleira, pela sua potencialidade de despertar nos profissionais da saúde o gosto pela busca de algo melhor: de trabalhar para que os *adoecidos* e os realmente doentes se sintam *Seres Mais*, como dizia Paulo Freire.

Acredito que este livro adquire enorme valor a partir do fato de que todas as suas narrações, histórias de vida verdadeiras, proclamam a humanização como a postura primeira que se deve ter em contraposição à transgressão da ética e desumanização. Estar consciente dos problemas que nos afligem é o princípio primeiro da possibilidade concreta de mudanças no dia a dia, da transformação social em maior amplitude, na sua totalidade.

Somos um País cuja formação político-social se baseou por séculos na exclusão e na opressão determinadas pela escravidão, pelo senhor dono de terras e de gentes, que em tudo e em todos mandava, e na precariedade dos bens de consumo para o bem-estar da sociedade. Assim sendo, herdamos na própria carne e mente, enquanto camada dominante ou apenas "superior" da sociedade brasileira, a prática da desumanização, que nega a própria identidade do ser humano: a humanidade em processo permanente de humanização.

A perda dos valores como respeito, seriedade ética, generosidade, tolerância, coerência e humildade, entre outros, constatada a todo o momento de nossa vida em sociedade, e posta claramente nos depoimentos, expõe a fragilidade da própria identidade da *existência humana* praticada, sobretudo, pelos que querem dominar o mundo e as pessoas, negando a natureza ontológica dos seres humanos.

Essa natureza ontológica nos "classificaria" como seres que seriam essencial e exclusivamente do Bem e da Felicidade. Entretanto, a constituição de simples animais em homens e mulheres, traz consigo a ambiguidade e a contradição.

Ademais, ao criarmos a cultura e estabelecermos os fatos culturais mais importantes dentro do grupo onde vivemos, as ações culturais que a inteligência humana pratica, mudando a natureza para seu próprio deleite e necessidade, tornaram possível a desumanização, como uma aberração, como uma transgressão da ética. Humanidade, que seria a característica dos seres humanos, da *existência humana,* que seria o normal e o comum nas relações entre gentes, passou a ser buscada como algo acima de nossas ações pensadas ou espontâneas, praticadas. Buscamos o tempo todo, muitos de nós, a nossa humanidade mais autêntica, parte indivisível que deveria ser dos seres humanos.

Humanizar passou a ser decorrência do tratamento que um **Eu** deve **ter com** e **dar ao** outro/a **Eu** como seres que precisam ser entendidos, amorosa e mutuamente, em suas grandezas e fragilidades, como seres que sentem, querem, desejam, praticam e pensam.

Em todos os depoimentos deste livro pude constatar essa presença benfazeja no âmago da alma e do corpo desses profissionais de saúde. Eles têm a percepção clara do que é humanizar e buscam praticar dentro dessa concepção. Esse é o caminho – mesmo que muitos digam que é apenas uma gota d`água – que possibilita dias melhores para toda a sociedade, sem dúvida alguma.

Por fim, quero enfatizar que o livro que os leitores têm em mãos, organizado por Patrícia Tempski e Fernanda Mayer, encantou-me também porque é bem cuidado sob o ponto de vista artístico – Paulo Freire não dizia que a ética caminha de mãos dadas com a estética?! –, apresentando entre um capítulo e outro pinturas as mais bonitas e alegres, feitas por pessoas em processo de reabilitação, que nos convidam a lermos os depoimentos que buscam exaustivamente a ética humanista, com a alegria das cores, das linhas e dos traços postos com adequação e boniteza.

E igualmente me satisfez por ser um livro bem pensado sob o ponto de vista epistemológico: os 33 capítulos aglutinam temas e enfoques comuns em torno do **HUMANIZAR É..**, que é o mote que nos chama a refletir, e assim a buscarmos soluções humanizadas. É um livro que, sadiamente, nos inquieta.

Tomando como ponto de partida o Sumário do livro, quero terminar minhas palavras "traduzindo" o comportamento implícito e explicito dos que escreveram o livro para qualificar o entendimento de humanizar, respectivamente, correspondente ao HUMANIZAR É:

Acolhimento. Entendimento. Honestidade. Colegiados gestores. Socializar nossas histórias de vida. Simpatia. Seriedade ética. Desvelo. Formação em todos os níveis e âmbitos. Solidariedade. Amizade. Compromisso. Aglutinar. Ter em mente a unicidade dos seres humanos. Negar os preconceitos. Escutar. Cuidado. Gentidade. Carência. Superar as dificuldades e deficiências. Tolerância. Utopia. Direitos e deveres. Felicidade. Libertação. Igualdade. Civilidade. Tolerância. Estar de bem com a vida. Valorização do outro/a. Lutar por sociedades mais democráticas. Conscientização do nosso bem maior: a VIDA. Comunicabilidade. Generosidade e competência. Acreditar que mudar é difícil mas é possível: Transformação.

Essas qualidades/virtudes que se fizeram categorias teóricas na obra de Paulo Freire traduzem, na prática cotidiana, o contraditório e a ambiguidade, mas são as que dignificam nós seres humanos no ato da Humanização.

São Paulo, 24 de novembro de 2013.
Nita Freire – Ana Maria Araújo Freire
Doutora em Educação pela PUC/SP.
Viúva e sucessora legal da obra do educador Paulo Freire.

Apresentação

A parceria entre o Hospital Sírio-Libanês/Instituto Sírio-Libanês de Ensino e Pesquisa – IEP/HSL e o Ministério da Saúde, com apoio da Fundação Dom Cabral – FDC, do Conselho Nacional de Secretários da Saúde – CONASS e do Conselho Nacional de Secretarias Municipais de Saúde – CONASEMS vem desenvolvendo projetos filantrópicos voltados à capacitação de profissionais do Sistema Único de Saúde a partir da análise de necessidades e da excelência do HSL nas áreas de Gestão, Saúde e Educação.

O projeto filantrópico "Gestão da Clínica no Sistema Único de Saúde – SUS" integra o Programa de Apoio ao Desenvolvimento Institucional do Sistema Único de Saúde – PROADI-SUS para o triênio 2012-2014 e contempla quatro Cursos de Especialização: (i) "Gestão da Clínica nas Regiões de Saúde", (ii) "Regulação em Saúde no SUS", (iii) "Educação na Saúde para Preceptores do SUS" e (iv) "Processos Educacionais na Saúde", entre outras iniciativas.

A proposta do projeto Gestão da Clínica no SUS investe, fundamentalmente, em pessoas, buscando uma capacitação que promova o desenvolvimento profissional, que articule conhecimentos, habilidades e atitudes/valores e sua aplicação na solução de problemas do Sistema Único de Saúde. Para isso, o Instituto Sírio-Libanês de Ensino e Pesquisa pactuou iniciativas educacionais que consideram o conhecimento e as experiências prévias dos envolvidos e promovem a corresponsabilização e a pró-atividade na construção de uma trajetória de aprendizagens voltada à transformação das práticas profissionais e institucionais. Além desse aspecto, visamos articular e ampliar a abrangência e o impacto dos cursos de especialização nas regiões de saúde indicadas, otimizando a relação custo/efetividade por especializando.

Este livro é produto da construção coletiva de preceptores de todo o Brasil, que participaram da primeira edição do "Curso de Especialização em Educação na Saúde para Preceptores do SUS".

Este curso tem por objetivo contribuir com a capacitação em educação na saúde para profissionais que atuam como preceptores em diferentes áreas da saúde nos cenários do SUS.

Desejamos que esta produção lhe proporcione crescimento pessoal e profissional para a melhoria da formação de profissionais da saúde no nosso País!

Roberto de Queiroz Padilha
Diretor de Ensino – Instituto Sírio-Libanês de Ensino e Pesquisa

O contexto histórico e político da produção

Nos últimos anos vem ocorrendo uma transformação acelerada e profunda na formação dos profissionais da saúde no Brasil e no mundo, motivada pelo melhor entendimento do processo de adoecimento e da visão ampliada de saúde, que exigem do profissional uma postura de integralidade das suas ações.

Na década de 1980, a Declaração de Edimburgo discute as prioridades e estratégias educacionais na formação em saúde, considerando a importância da articulação entre escolas e serviços de saúde e a valorização do compromisso social das instituições de ensino.

Tais mudanças no cenário internacional foram acompanhadas no Brasil pelo movimento sanitarista que culminou com a formação do Sistema Único de Saúde – SUS. Criado em 1988, o SUS tem por princípios ideológicos a universalidade, a integralidade e a equidade, além dos princípios organizacionais de descentralização, regionalização e hierarquização.

A universalidade entende a saúde como direito dos cidadãos, tendo o Estado a obrigação de prover atenção à saúde. O princípio da integralidade implica na atenção à saúde para além dos meios curativos, envolvendo a prevenção e promoção da saúde e a garantia de continuidade do cuidado nos serviços de saúde, tanto no âmbito individual quanto no coletivo. O princípio da equidade orienta o cuidado para a natureza e prioridade das necessidades, tratando de modo diferente o que é diferente, no sentido de reduzir desigualdades. Além desse aspecto, a Constituição Federal afirma que também compete ao SUS ordenar a formação de recursos humanos na área de saúde e incrementar o desenvolvimento científico e tecnológico.

Ao final do século XX começaram a crescer movimentos de transformação da formação na saúde, em parte motivados pela crítica ao modelo hegemônico, biologicista, cartesiano e com pouca ênfase na prevenção e promoção, o qual tinha pouco impacto no perfil brasileiro de morbimortalidade.

A década de 1990, em resposta a esta demanda, foi marcada por um momento de reflexão e avaliação da formação na saúde no Brasil, iniciada pelo movimento da educação médica. Em 1991 instituiu-se a Comissão Interinstitucional Nacional de Avaliação do Ensino Médico – CINAEM, que teve como objetivo avaliar os recursos humanos, o modelo pedagógico e sua relação com a qualidade da formação médica. O diagnóstico situacional das escolas médicas naquele momento evidenciou uma distância entre a escola real e aquela ideal, frente à realidade brasileira e ao SUS. Esta reflexão foi um terreno fértil para a construção das Diretrizes Curriculares Nacionais (DCN) para os Cursos de Graduação na Saúde, que passaram a nortear a formação profissional. Em 2001, o Ministério da Educação homologou as DCN para os cursos de graduação em Medicina, Enfermagem e Nutrição; em 2002, para os cursos de Odontologia, Fisioterapia, Terapia Ocupacional e Fonoaudiologia; em 2003, para Medicina Veterinária e Biomedicina e, finalmente, em 2004, para os cursos de Psicologia e Educação Física.

O século XXI traz o desafio de aprimorarmos as transformações ocorridas nos currículos, nas escolas e nas práticas docentes, além de avaliar o impacto destas mudanças na saúde. As Diretrizes Curriculares Nacionais enfatizam o ensino voltado para a realidade e para as necessidades de saúde da população, o que definitivamente é alcançado se o SUS for o cenário de aprendizagem desde a atenção primária até os atendimentos de alta densidade tecnológica, de tal forma que a academia volta os olhos para além dos seus muros e constrói parcerias e uma nova forma de planejar a formação na saúde. O SUS passa a ser entendido como uma rede-escola de atenção à saúde, assumindo uma maior responsabilidade na formação de pessoas e na construção de conhecimentos.

Esta ampliação dos cenários de aprendizagem na área da saúde coloca a preceptoria no SUS em destaque, assim como o protagonismo dos preceptores na formação de profissionais. Nos últimos anos, o Ministério da Saúde e o Ministério da Educação têm desenvolvido políticas de incentivo ao aperfeiçoamento do ensino superior nas profissões da saúde.

O Ministério da Saúde, por meio da Secretaria de Gestão do Trabalho e da Educação na Saúde – SGTES tem induzido atividades de suporte às transformações curriculares dos cursos superiores da área de saúde. Foram criados programas de incentivo à formação profissional de acordo com as Diretrizes Curriculares Nacionais e com as necessidades da sociedade brasileira, como o PROMED, dirigido às escolas médicas, o PROSAÚDE e o PET-SAÚDE, direcionados a todos os cursos da área da saúde.

Neste contexto de transformação da educação na saúde, a preceptoria tem importância fundamental, tendo em vista que possibilita o contato de estudantes, residentes, técnicos e especializandos com a prática no SUS. A possibilidade de ter o SUS-escola traz o desafio de repensar a organização dos cursos de pós-graduação, graduação e técnicos na saúde, enfim todos os diferentes processos educacionais que ocorrem nos cenários do SUS.

Neste sentido, o Curso de Especialização em "Educação na Saúde para Preceptores do SUS" apoiou a capacitação de profissionais em educação na saúde, de modo que as suas atividades educacionais com graduandos e profissionais técnicos ou em pós-graduação possam estar voltadas ao desenvolvimento de um perfil ancorado na integralidade e humanização do cuidado e na equidade da atenção.

O curso foi bimodal e baseado nas estratégias de *Team Based Learning*, Aprendizado Baseado em Problemas e na Produção de um Plano Educacional e de um Projeto Aplicativo por equipe. As atividades do curso foram desenvolvidas com vistas à aquisição de competências pedagógicas, assistenciais e de gestão de um preceptor.

O contexto educacional da produção

A questão da formação docente é central para a transformação da formação na saúde, que se expressa em mudança de comportamento, reafirmação de valores e em uma assistência à saúde qualificada. Se o modelo de cuidado e formação na saúde não tem sido suficiente para responder às demandas da sociedade, precisamos admitir que mudar é preciso! E se mudar é preciso, o caminho para a mudança é a educação, que leva à reflexão sobre a prática e esta nos coloca o desafio de buscar soluções.

A educação neste contexto deve ter dois compromissos radicais: desenvolver a consciência crítica e ensinar a pensar. O primeiro compromisso diz respeito ao desafio de aprimorar a visão de mundo do educando, dotá-lo de um olhar crítico, que identifique a distância entre o que é e o que deveria ser a sua realidade. O segundo compromisso da educação é ensinar o educando a pensar e utilizar as tantas informações que recebe para a transformação própria, das suas relações, da sua prática e da sua realidade.

Docente, Professor, Mestre, Tutor, Facilitador, Gestor de Aprendizagem e Preceptor são todos educadores, independentemente do nome que tenha sido utilizado para designá-lo; sua tarefa é de possibilitar ao educando alcançar seu melhor potencial, numa prática pedagógica progressista em favor da sua autonomia. Neste processo, o educador como "possibilitador" do desenvolvimento precisa compreender e aplicar os conceitos da educação de adultos. É necessário que entenda que a construção de conhecimentos e novos sentidos se dá a partir do conhecimento que o educando já possui e que estes novos conhecimentos apresentados ao educando devem ser significativos a ele, ou seja, devem ser valorizados pelo educando como necessários e aplicáveis a sua prática, para que se sinta motivado a mobilizar-se a partir do conhecimento que possui até o novo conhecimento que lhe foi apresentado. Partir do conhecimento que o educando traz, reconhecer a sua identidade cultural e respeitar os seus saberes é fundamental no processo de educação de adultos que, para além de mero treinamento, deve ser abordado de forma integral visando o desenvolvimento humano.

A educação de adultos exige do educando, e mais ainda do educador, a consciência de inacabamento de ambos, que os coloca disponíveis ao novo e abertos a um constante diálogo entre o que se sabe e o que ainda não se sabe, entre os saberes que cada um traz, entre sua prática e a teoria, entre a sua realidade e a possibilidade de transformação. Neste sentido, o educador deve estar convicto do potencial de mudança inerente a sua prática educativa, independentemente do espaço no qual ela aconteça, seja em sala de aula, nos cenários do SUS ou nas atividades de um curso à distância.

E foi a partir da convicção nessa possibilidade de mudança que se estruturou o Curso de Especialização de Educação na Saúde para Preceptores do SUS, que tendo como objetivo mudar realidades, fez com que o ato pedagógico durante as atividades fosse também um ato político, de construção de novos conhecimentos e da conscientização do papel social daqueles que desenvolvem práticas educativas no SUS e acreditam que a formação na saúde é um caminho para o seu fortalecimento.

O curso dialogou com diversas realidades nas dez regiões de saúde participantes. Digo realidades porque ela, "a realidade", é mesmo diversa e toma os contornos da cultura e vivências de cada um. Imersos na diversidade, discutimos diferentes modalidades de práticas educativas no SUS, formatos de integração ensino-serviço, estratégias de ensino e de avaliação, aprendizado de competências emocionais, humanização do ensino e assistência, inter e transdisciplinaridade e transformação da realidade por meio de pesquisa, educação permanente e projetos aplicativos. Este diálogo se deu entre coordenadores, facilitadores e preceptores de diferentes formações e com diferentes inserções no ensino, na assistência e na gestão, desafiados a uma constante reflexão e ação.

O primeiro compromisso do curso foi com o aprimoramento da visão (reflexão) dos participantes acerca da educação de adultos nos cenários do SUS, das políticas públicas de reorientação da formação na saúde e a prática da preceptoria. O contexto da preceptoria no SUS foi também discutido a partir das vicissitudes da integração ensino-serviço e da implantação das Diretrizes Curriculares Nacionais.

O segundo compromisso do curso foi ofertar ferramentas de planejamento de ensino e de construção de projetos aplicativos (ação) que dialogassem com a prática de preceptoria, tornando significativo o conhecimento que foi construído. Neste sentido a aplicação dos novos conhecimentos teve como norteador a construção de um plano de ensino para uma atividade educativa no SUS.

É possível afirmar que ninguém sai igual de um processo de formação, uma vez que quem forma, ao formar se reforma. Se durante as atividades do curso o preceptor se colocou no lugar daquele que aprende, ao voltar para sua prática e aplicar seus novos conhecimentos estava ao mesmo tempo no lugar do que aprende e do que ensina. Da mesma forma vivenciou simultaneamente o lugar do que aprende e do que ensina durante todas as atividades do curso em que compartilhou suas experiências. Essa constatação de ser educando e educador é que deu suporte à consciência de inacabamento e da necessidade de seguir aprendendo e transformando-nos; e mudando as nossas realidades que, mesmo singulares, têm similaridades e experimentam os mesmos desafios. E é desse reconhecimento de afinidade e ideais comuns que nasce a sensação de proximidade desenvolvida durante o curso. Tão longe e tão perto...

A estruturação do curso também se apoiou nos princípios e na potência do aprendizado em grupo, no qual a força da equipe está na troca de saberes entre seus participantes, desenvolvendo relações de confiança, responsabilidade, disposição para a escuta qualificada e construção coletiva. Esta generosidade em compartilhar experiências ultrapassou fronteiras geográficas e ganhou dimensão nacional, quando narramos nossas experiências de humanização no ensino e na assistência.

A humanização foi amplamente discutida durante o curso, e recebeu atenção especial na atividade "Humanizando o plano de educação e assistência na preceptoria". Os especializandos (preceptores) foram desafiados a produzir uma narrativa de humanização no ensino ou na assistência, relatando uma vivência como educadores ou como alunos, como profissionais da saúde ou como pacientes. Desta forma, foi inevitável falar também de desumanização, pois falar da coisa (humanização) pela não coisa (desumanização) é também falar dela.

O presente livro é resultado da compilação da produção individual de preceptores das dez regiões de saúde onde o curso foi oferecido, na sua primeira edição.

Esperamos que a leitura seja inspiradora e sirva como substrato para discussão das equipes de saúde e nas atividades de formação profissional na saúde.

Patrícia Tempski
Coordenadora do Curso de Especialização em Educação na Saúde
para Preceptores do SUS

34

Narrando a vida, nossas memórias e aprendizado

Por Patrícia Tempski e Fernanda Brenneisen Mayer

O que somos é fruto do significado que atribuímos às nossas vivências, as quais compõem nossas histórias de vida. Histórias que tecemos e contamos a nós mesmos, histórias vividas e vivas, nas quais ocupamos o papel de protagonistas, autor, narrador ou personagens coadjuvantes. "As pessoas atribuem às suas vidas sentido e importância, quando elas lembram, refletem e reproduzem vivências em forma de histórias e narrativas"[1]. A narração de histórias existe desde antes da linguagem escrita, e por meio da oralidade e gestualidade se deu a transmissão dos conhecimentos através do relato das experiências armazenados na memória humana às gerações seguintes.

A tradição de narrar vivências sempre esteve presente no nosso cotidiano e marca nossa cultura e identidade, forjando nossa memória social[2]. Assim, a linguagem falada, escrita ou gestual é o limite do nosso universo e determina a qualidade da nossa reflexão, comunicação e interação[3].

A linguagem escrita na forma de narrativas tem sido utilizada como estratégia de reflexão sobre a prática de ensino e cuidado na área da saúde e pode ser descritiva, reflexiva ou dialógica. Quando apresenta os fatos sem justificativas explícitas é considerada descritiva, ao oferecer justificativas é denominada descrição reflexiva, por reconhecer diferentes perspectivas na interpretação dos eventos narrados. Ao remeter-se a eventos anteriores, formular hipóteses e buscar conexões, a narrativa se reveste de um caráter investigativo e a reflexão é aprofundada, caracterizando-se como uma narrativa de reflexão dialógica ou de reflexão crítica. A reflexão dialógica permite que se atribuam novos significados à práxis e que a questione, ampliando dessa forma a possibilidade de transformação do ser e do seu fazer[4]. Em outras palavras parte-se do vivido, resgatando-se memórias e a partir do simbólico chega-se a uma meta-reflexão[5]. O processo de narrar a própria experiência possibilita o sujeito ressignificar a sua trajetória e lhe oferecer novos sentidos, estabelecendo uma relação dialética, entre a experiência e a reflexão[6].

Ao refletir o homem tem a possibilidade de entender a sua realidade, levantar hipóteses e buscar soluções. A reflexão atrelada à ação demanda uma ação qualificada diferente da rotineira e promove construção e aprimoramento do conhecimento prático-profissional[7,8]. Esse processo de reflexão sobre a prática garante o aprimoramento do fazer profissional e a autonomia dos sujeitos[9].

O homem não está somente inserido na realidade, mas está com ela, pois é um ser de relação e não somente de contato, sendo capaz de agir e transformá-la. Dessa forma, como não há homem sem mundo, não há mundo sem homem e não há reflexão sem ação. Cada reflexão remete a um posicionamento que determina uma ação, seja para manter a práxis ou para transformá-la. Ao se identificar com a própria ação o homem se vê comprometido e vira homem-história, temporalizar-se e humanizar-se[10].

A humanização para Paulo Freire é este compromisso com o homem concreto, homem sujeito e não sujeitado, com capacidade de refletir sobre a sua práxis e atuar sobre ela e para ela. Humanizar, neste sentido, é possibilitar que o outro alcance seu melhor potencial e progressivamente abandone sua consciência ingênua e construa uma nova consciência crítica, que o leve a refletir a realidade ressignificar sua historicidade e vivências, além de se posicionar no mundo como sujeito autônomo, capaz de produzir novos conhecimentos e mudanças.

O ensino e o cuidado enquanto processos de interação social exigem a consciência desse outro como sujeito e não objeto. Isto significa que resgatar a presença do outro e torná-lo humano nesta relação é humanizar, pois ao ser visto como humano, sua existência pede diálogo, respeito, acolhida e ética[11]. Neste sentido, possibilitar o processo comunicativo por meio de narrativas valoriza a dimensão subjetiva e social das práticas educativas e de cuidado[8,12,13].

O uso da linguagem escrita aqui utilizada para comunicar e dialogar a humanização no cuidado e no ensino é antes de tudo um processo emancipatório de leitura e reflexão da realidade, no qual estamos inseridos e somos protagonistas[14].

A simples descrição de um fato é em si um ato político, que impede que situações intoleráveis sejam acolhidas pelo silêncio da invisibilidade[15]. No entanto se esta descrição for acompanhada de uma reflexão crítica e consciente é então o início da possibilidade de mudança, do vir a ser um profissional mais competente, mais humano, crítico e reflexivo como norteiam as Diretrizes Curriculares Nacionais Brasileiras para os cursos de graduação na saúde[16,17].

Neste sentido, não buscamos o consenso, mas o respeito às diferentes verticalidades, que no patrimônio cultural distinto do narrador, têm suas falas reconhecidas como válidas, com capacidade de concordar ou discordar.

A diversidade de opiniões é que legitima essa produção coletiva, reafirma a vida e as diferentes realidades de ensino e cuidado no Brasil, que se revestem de verdade à medida que são narradas e socializadas.

O sentido atribuído a essas vivências se expande para além do individual ao se compartilhar essas experiências, que adquirem novos sentidos aos olhos de quem as lê, num processo ativo de construção de significados e interpretações[18].

A potência desta produção está na soma das narrativas tecidas em realidades diversas e sua unidade em torno da humanização. No fundo, são relatos sobre a relação entre seres. Cabe aqui resgatar a metáfora utilizada pela companhia de Teatro Elevador Panorâmico[19]: "Uma onda é uma onda, mas duas ondas são o mar!". Podemos até parafraseá-la". Uma narrativa é uma história, mas muitas histórias são a VIDA".

Referências

1. Habermas T, Bluck S. Getting a Life: Emergence of the Life Story in Adolescence. Psychological Bulletin. 2000; 126: 748-769.
2. Lévy P. As tecnologias da inteligência. 10ª Reimpressão. São Paulo: Ed. 34; 2001.
3. Habermas T. Dialética e Hermenêutica. São Paulo: L&PM; 1987.
4. Marcolino TQ & Mizukami MGN. Narrativas, processos reflexivos e prática profissional: apontamento para pesquisa e formação. Interface. 2008;12 (28):541-47.
5. Rabello ARB, Jesus AS, Favarão MJ. Narrativas e desafios da inclusão: o percurso da educação inclusiva em Osasco. São Paulo: Mais Diferenças; 2011.
6. Cunha MI. Conta-me agora! As narrativas como alternativas pedagógicas na pesquisa e no ensino. Rev.Fac.Educ. 1997:23;1-2.
7. Dewey J. Democracia e educação. São Paulo: Ed. Nacional; 1956.
8. Freire P. Pedagogia da Autonomia. 41a Ed. São Paulo: Paz e Terra; 1996.
9. Schon D. Educando o prático reflexivo. Porto Alegre: Artes Médicas; 2000.
10. Freire P. Educação e Mudança. 32a Ed. São Paulo: Paz e Terra; 1979.
11. Brasil. Ministério da Saúde. HumanizaSUS: Política Nacional de Humanização. Brasília; 2004.
12. Ayres JRCM. Hermenêutica e humanização das práticas de saúde. Ciências Saúde Coletiva. 2005:10(3):549-60.
13. Deslandes SF, Mitre RMA. Processo comunicativo e humanização em Saúde. Interface. 2009;13(1):641-9.
14. Lawn C. Compreender Gadamer. Petrópolis. Vozes; 2007
15. Delisle G. Crônicas de Jeruzalém. Campinas: Zarabatana; 2011.
16. Almeida M (org.). Diretrizes Curriculares Nacionais para os Cursos Universitários da Área da Saúde. Londrina: Rede Unida; 2003.
17. Casate JC, Corrêa AK. A humanização do cuidado na formação dos Profissionais de saúde nos cursos de graduação. Rev. Esc. Enfermagem USP. 2012;46(1):219-26.
18. Bardin L. Análise do conteúdo. Lisboa: Edições 70; 1977.
19. Lazaratto MR. Campo de visão. Exercício de linguagem cênica. São Paulo: Associação e Arte; 2011.

Permita que te conte!
Uma narrativa sobre as narrativas

Por Marta Orofino e José Maurício de Oliveira

A experiência de contar e ouvir histórias é um dos elementos constitutivos do ser humano onde, ao contar sobre seu caminhar na vida, o homem foi organizando uma compreensão da sua própria existência e do mundo que o rodeia. Tem-se notícia de que as primeiras narrativas eram formadas por relatos fabulosos sobre a possível história do surgimento do mundo, se constituindo das experiências a partir da consciência mítica e religiosa, transformando-se, ao longo do tempo, em mitos, lendas, contos populares, contos de fadas ou fantásticos, canções, poemas e arte literária em geral. Segundo Roland Barthes, "a narrativa está presente em todos os tempos, em todos os lugares, em todas as sociedades, começa com a própria história da humanidade. (...) é fruto do gênio do narrador ou possui em comum com outras narrativas uma estrutura acessível à análise".

Podemos considerar a "Poética", de Aristóteles, como um dos primeiros estudos sobre a narrativa. Com escritos realizados em torno do ano de 335 a.C., na intenção de analisar o modo de ser e proceder da epopeia e da tragédia (no primeiro livro), e da comédia (no segundo livro), o filósofo inaugura uma forma de análise sistemática sobre a estrutura, a estética e o formato desta prática. Mas, ao longo do tempo, são diversos os autores que estudam este tema e diversas podem ser as formas de definir este conceito. A teoria literária tem apresentado, em seu curso, categorias específicas à narrativa. Em relação aos seus principais aspectos ela pode ser ao mesmo tempo, uma história e um discurso.

A evidência de que a nossa cultura produz inúmeras definições do ato de narrar, fez com que se produzisse também uma dicotomia básica entre os textos: de um lado, as narrativas que têm pretensão à verdade (o discurso da ciência e do jornalismo, por exemplo) e de outro, as narrativas ficcionais, sejam as que utilizam a linguagem escrita (literatura), sejam as que utilizam a imagem (filmes, fotografia, telenovelas, etc. Paul Ricoeur, partindo dos estudos feitos por Aristóteles sobre o enredo e do conceito de temporalidade construído por Santo Agostinho, trata do problema filosófico de explicar a narrativa enquanto uma inovação semântica no que se confere a ser – a narrativa – a invenção da síntese, onde, pela virtude da intriga que objetivos, causas, acasos e possibilidades são reunidos sob a unidade temporal de uma ação total e completa.

Por que uma invenção da síntese? Ricoeur explica: Ao narrar um acontecimento, mesmo ao nível das nossas experiências mais simples e cotidianas, algo novo, ainda não dito, surge na linguagem. Isto porque o narrador, a partir de uma imaginação produtiva, torna público no ato de comunicar uma experiência vivida não só os acontecimentos em si, mas o significado deste acontecimento - sentido singular da sua experiência.

O tema da narrativa tornou-se central em muitas discussões das ciências sociais e da filosofia no mundo contemporâneo. Seu conceito aparece no dicionário Houaiss como "história, conto, narração, o por fim, modo de narrar". A palavra 'narrativa' deriva do verbo 'narrar', cuja etimologia provém do latim *narrare,* que remete ao ato de contar, relatar, expor um fato, uma história. No entanto, Walter Benjamin, filósofo alemão do final do século XIX, percebeu que essa palavra – narrativa – estava imbuída de outros tantos sentidos e significados histórico-sociológicos e afirma que narrar é uma arte. Arte de reservar aos acontecimentos sua força secreta, de não encerrá-los numa única versão. Desenvolvendo sua teoria na contraposição entre o moderno e o tradicional, Benjamin revela que a narrativa, como todas as outras formas artísticas, vem sofrendo mudanças em seu significado, estilo e função ao longo dos tempos. Não por acaso que dedicou um ensaio inteiro a esse tema e o intitulou "O Narrador" .

Neste ensaio, Walter Benjamin nos ajuda a entender este processo: com o passar dos tempos e a chegada da modernidade, o Romance – gênero literário - também entra em cena. Neste momento, a narrativa deixa de ser uma *experiência*, cuja transmissão é articulada na memória coletiva, para ser efeito de uma possível rememoração do autor que tenta restituir ao vivido a forma da experiência. Como exemplo disso veio a hipótese de que a Grande Guerra trouxe experiências atrozes e aquilo que foi vivenciado, sofrido, não podia mais ser assimilado por palavras, colocando em questão principalmente os imperativos que a construção da memória histórica sofrem com o esquecimento e com a denegação.

O que acontece, a partir de então? Benjamin afirma que se perde a experiência e narração da tradição, mas se ganha, por outro lado, a possibilidade de um novo brotar destas ruínas e migalhas que ficaram. E está justamente na necessidade de não se deixar o passado cair no esquecimento o impulso para este movimento. Analisando principalmente as narrativas de Franz Kafka e os poemas de Charles Baudelaire, Benjamin cria a imagem do novo narrador enquanto um catador de sucatas que, movido pelo desejo de nada se deixar perder, transforma aquilo que é resto, que não tem mais função, em um novo e original produto. Sem a intenção de grandes feitos, este novo narrador recolhe as informações, fatos, que parecem não ter lugar no discurso histórico oficial.

Atualmente, podemos afirmar que as narrativas revelam o alinhamento dos narradores com certos indivíduos, grupos, idéias e símbolos através dos quais eles externalizam seus maiores valores. Desta forma, mais do que uma informação, o texto carrega características multidisciplinares, aberto a diversas metodologias de muitas áreas como, na história, sociologia, psicologia, religião, comunicação, estudos de mídia entre outros.

Há um interesse crescente de profissionais e pesquisadores da área da saúde em utilizar as narrativas como estratégia que possibilita acercar-se da percepção e reflexão de profissionais, estudantes e pacientes sobre vários focos como os processos de adoecimento e cura, de cuidado, de gestão das práticas assistenciais, de processos de ensino aprendizagem entre outros. Desde as últimas décadas do século XX é perceptível o aumento da utilização e da publicação de trabalhos que refletem esse interesse e produção. No campo da saúde podemos apontar vários usos para as narrativas.

Destacamos sua utilização como dispositivo da prática clínica e como recurso metodológico nas pesquisas de caráter qualitativa.

Como estratégia do cuidado as narrativas visam ampliar o cuidado ao favorecer a escuta na sua dimensão compreensiva e dialógica. Essa perspectiva possibilita aos sujeitos do cuidado incluir suas percepções sobre seus contextos sociais, culturais e elementos dos processos saúde-doença. E nesse sentido caminha na perspectiva da integralidade do cuidado. Podemos apontar Freud como um dos precursores da utilização das narrativas na Clínica. Ele sempre foi um grande apreciador de grandes obras e escritores, como também um bom e voraz leitor. Encontrou na literatura material suficiente para utilizar como suporte para suas teorias e seu estilo narrativo, apontando sempre que a literatura antecipava e confirmava as descobertas da clínica psicanalítica.

Outro foco do seu uso são as pesquisas de caráter qualitativo. Nelas destacamos que em parte de seus autores, há um compromisso de dar voz às pessoas e aos coletivos envolvidos no cuidado, na gestão e nas investigações, e nesse sentido buscam a superação das abordagens mais descritivas, existente nos estudos etnográficos, com destaque para o seu caráter participativo, objetivando o fortalecimento dos sujeitos envolvidos nesses processos.

Nas palavras de Onocko (2011) "Concebemos as narrativas como um processo de mediação entre o vivido e a possibilidade de inscrevê-lo no social, inserindo a experiência subjetiva em um campo político".

E nesse sentido podemos, no cotidiano do trabalho, fazer do exercício da palavra um dos campos da nossa atividade, restabelecendo o espaço simbólico e cumprindo a função testemunhal dos fatos acontecidos - escrever refletindo sobre a prática. A narrativa contribui, nessa perspectiva, para trazer para a discussão o modo de ver a vida e o protagonismo dos sujeitos envolvidos. E é exatamente esta a proposta deste livro, que ao reunir narrativas de profissionais das diferentes áreas da saúde nos proporciona, uma reflexão sobre a prática do cuidado e oferece um rico material a ser usado em práticas de ensino.

Referências

1. Cavalcanti J. Caminhos da Literatura Infantil e Juvenil: dinâmicas e vivências na ação pedagógica. São Paulo: Paulus: 2002.
2. Barthes R. A aventura semiológica. Barcelona: Paidós Ibérica: 1985.
3. Todorov T. As Categorias da Narrativa Literária [1966]. (In) Análise Estrutural da Narrativa. Tradução: Maria Zélia Barbosa Pinto. Petrópolis: Editora Vozes: 1973; 209-254
4. Benveniste E. Problemas de Linguística Geral II. Tradução de Eduardo Guimarães et. al. Campinas/SP: Editora Pontes: 1989.A
5. Ricoeur P. Tempo e narrativa. Campinas: Papirus: 1997.
6. Houaiss A. Dicionário Houaiss da língua portuguesa. Rio de Janeiro: Ed. Objetiva: 2001.
7. Benjamin W. O narrador. Considerações sobre a obra de Nikolai Leskov. (In) Benjamin W. Magia e técnica, arte e política. Obras escolhidas. São Paulo: Brasiliense; (3ª ed.): 1987.
8. Gagnebin JM. História e narração em walter benjamin, São Paulo: Editora Perspectiva: 1999.
9. De Conti L & Sperb TM. A composição de narrativas pela dupla terapeuta-paciente: uma análise da sua organização e da sua seqüência de ações. Psicologia: Reflexão e Crítica. 2009; 22(1), 119-127.
10. Stern DB. Partners in thought: a clinical process theory of narrative. Psychoanalytic Quarterly. 2009; 78(3), 701-731.
11. Campos RTO & Furtado JP. Narrativas: utilização na pesquisa qualitativa em saúde. Rev. Saúde Pública. 2008; 42(6): 1090-1096.
12. Nunes ED, Castellanos MEP, Barros NFd. A experiência com a doença: da entrevista à narrativa. Physis. 2010; 20(4): 1341-1356.
13. Favoreto CAO, Camargo Júnior KRd. A narrativa como ferramenta para o desenvolvimento da prática clínica. Interface (Botucatu). 2011;15(37):473-483. Gutfreind, C. Vida e arte: a expressão humana na saúde mental. Editora Casa do Psicólogo: 2005.
14. Campos, RO. Fale com eles! O trabalho interpretativo e a produção de consenso na pesquisa qualitativa em saúde: inovações a partir de desenhos participativos. Rio de Janeiro: Physis Revista de Saúde Coletiva: 2011; 21(4): 1269-1286.
15. Aiello-Vaisberg, TMJ & Granato, TMM. Uso terapêutico de narrativas interativas com mães em situação de precariedade social. Psico: 2011;42 (4): 494-502.
16. Breuer J, Freud S. (1895). Estudos sobre a histeria. In: FREUD, S. Edição standard brasileira das obras psicológicas completas de Sigmund Freud. Rio de Janeiro: Imago (2): 1990.

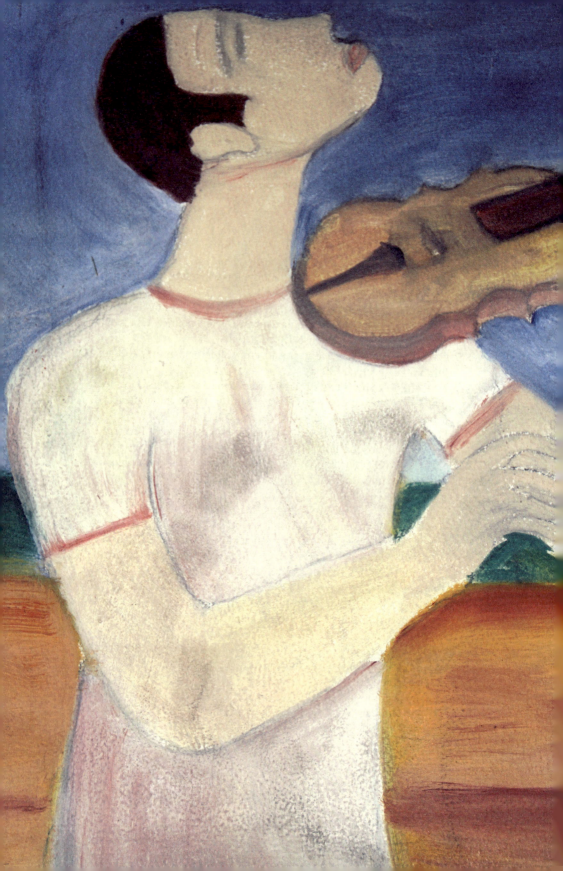

Humanizar é acolher

46

Acolhimento na rua

Por Andrezza Carvalho Ervedosa

Em uma manhã ensolarada de agosto, estou no CAPS, meu local de trabalho matutino, havia acabado de encerrar um atendimento psicológico; quando adentra no serviço uma senhora muito agitada e nervosa, com a respiração ofegante e mãos trêmulas. E pergunta:

– Alguém pode me ajudar?

– Posso tentar. Respondi, ao mesmo tempo em que levava a senhora para uma sala e lhe oferecia uma cadeira. Ela estava bastante preocupada e inquieta, não conseguia parar na cadeira.

– Sou Andrezza, psicóloga do CAPS, como posso lhe ajudar? – Perguntei.

Chorando ela respondeu:

– É o José, meu marido... Não sei mais o que fazer com ele. Ele não tá bem, não dorme nada, se aborrece com tudo e fica logo agressivo. Além do mais, deu pra falar só, diz que as pessoas estão perseguindo ele no trabalho e já brigou com todo mundo por lá.

– Onde ele está?

– Lá fora, perto daqui, mas disse que não entra aqui de jeito nenhum, acha que vocês vão amarrá-lo e dar uma injeção nele... É que ele já foi daquele Juliano Moreira, o hospício, sabe?

– Ele fez acompanhamento lá? Hum ... E há quanto tempo ele está assim? – Perguntei.

– Tá desse jeito, faz mais de mês... Eu tô que não aguento mais... Tenho medo dele sair, e não voltar mais, tenho medo dele ficar assim de vez... Vim com ele aqui, achei que poderia recomeçar o tratamento, mas ele não quer nem entrar!

– Eu posso ir até lá tentar conversar com ele, o que a senhora acha?

– A senhora vai, jura? Não sei se ele vem, mas se a senhora for lá e conversar com ele, já é uma força – Respondeu ela animada.

Então, sai com ela, que me mostrou um senhor magro, pálido, bastante abatido, que me olhava desconfiado. Fui até próximo dele e falei:

– Oi seu José, meu nome é Andrezza, sou psicóloga do CAPS. Posso ir até aí conversar com o senhor?

– Eu não vou me internar não, já sei como é, vocês querem me levar. – Respondeu.

– Seu José, eu estou sozinha, olhe. Só queria mesmo conversar um pouco com o senhor. Pouco a pouco fui me aproximando e ele foi deixando.

Perguntei como ele estava e ele disse que não se sentia bem... Falou que estava cansado, não conseguia dormir, que tinha um homem no trabalho que não o deixava em paz e que a mulher dele queria interná-lo. Mencionei seu aspecto preocupado, sua aparência abatida e a necessidade de ele se cuidar. Expliquei que o CAPS não usava a força para cuidar das pessoas e que se quisesse poderia ir lá sem compromisso, só para ver como as pessoas eram tratadas... Ele contou um pouco do período que ficou internado no hospital, falou que seus pais o deixaram lá e só voltaram no dia de ele sair; chorou muito e disse que sabia que não estava bem, mas que não iria ficar em nenhum serviço do Estado, pois não confiava no Estado.

Falou:

– O Estado me maltratou quando mais precisei dele! Mas a minha esposa marcou um psiquiatra pra mim, não sei quem é, mas sei que a clínica é dele mesmo, estou pensando em ir lá, o que a senhora acha?

– Acho importante o senhor se perceber e ter a noção de que não está bem, que precisa de ajuda. Penso que tem todo o direito de escolher o tipo de ajuda que quer ter.. Se for num psiquiatra particular vai ser mais fácil e menos sofrido para o senhor, penso que deve ir; o mais importante neste momento é o senhor priorizar os cuidados consigo, com sua saúde e seu bem-estar, independentemente do lugar onde isso vai ocorrer. Respeito seu passado, suas antigas dores e sofrimentos; no entanto sei que hoje no Estado existem outros serviços com formas diferenciadas de atender e cuidar das pessoas e coloco-me à disposição para lhe apresentar o serviço em que trabalho, que é o CAPS, quando o senhor quiser conhecer.

Descrevi esta experiência pessoal como uma experiência humanizada, devido a ter envolvido atendimento singularizado, respeitando a subjetividade do sujeito, acolhendo seus temores, anseios e angústias, sem deixar de fornecer as orientações adequadas ao seu caso. Ressalto ainda que foi fundamental adaptar o atendimento, direcionando este para a necessidade do usuário naquele momento, que era receber a assistência fora do local do meu trabalho, mas dentro da comunidade, na rua do CAPS, espaço onde acontece a vida das pessoas. E apesar de não ter conseguido trazê-lo para o serviço assistencial do SUS, devido a suas antigas vivências negativas em espaços do Estado, creio que foi possível estimular a sua reflexão, o que o fez perceber a sua necessidade de cuidado, despertando o desejo de iniciar o acompanhamento em saúde mental.

Quando tudo parecia resolvido!

Por Fátima Sampaio Machado

Certo dia estava eu, fonoaudióloga, de plantão no hospital onde faço parte de uma equipe multidisciplinar. Naquele dia todo o trabalho fluía normalmente quando, de repente, deu entrada na urgência uma senhora de 49 anos grávida de 38 semanas, do décimo quarto filho, vindo do interior do município (área indígena), com apenas uma consulta de pré-natal, queixando-se dor abdominal. Foi avaliada pela enfermeira do plantão que constatou pressão arterial (PA de 160 x 100 mmHg) e foi encaminhada para atendimento médico (gineco-obstetra). A paciente foi internada para monitoramento de PA e BCF. A conduta médica após 12 h de observação foi encaminhar a paciente para realização de uma cesárea, pois o embrião estava em sofrimento fetal, segundo o médico. A paciente não queria ser operada, dizendo que todos os partos anteriores a este tinham sido normais e que este não seria diferente. Começou a corrida contra o tempo para a sobrevivência daquele feto e de sua mãe, mas a senhora estava irredutível, dizia que se fosse fazer cirurgia iria morrer.

Vários profissionais já tinham conversado com a mesma sobre os riscos que ela e o bebê estavam correndo, quando de repente o médico me disse: Só falta você (...) para convencer essa paciente, eu e a assistente social já desistimos. Então lá fui eu realizar um último acolhimento humanizado de convencimento, e não é que deu certo? A paciente foi para o centro cirúrgico e o bebê nasceu natimorto, apresentava algumas deformidades (membros superiores e inferiores encurtados, fossas nasais obstruídas, abdome distendido e endurecido), a neonatologista do plantão tentou reanimá-lo mais foi impossível. Até então, tudo parecia ter dado certo quanto à cirurgia e sobrevivência da paciente, pois o seu bebê, mesmo que reanimado naquele momento, não sobreviveria muito tempo.

Contudo, no plantão seguinte encontramos um policial procurando-nos com uma intimação para a equipe do plantão que tinha acolhido a paciente, para que fôssemos esclarecer o porquê da morte do recém-nato. Fiquei muito chateada no primeiro momento, logo eu que fiz tudo certo para que aquela senhora não fosse tragada pela morte, agora ter que explicar na polícia sobre o ocorrido. Mas, graças a Deus, tudo foi esclarecido. No momento em que li o documento, pensei que seria melhor não ter me envolvido, mais logo refleti que a minha atitude foi um ato de acolhimento, o qual é um importante instrumento para a humanização da atenção à saúde.

As vivências de minha avó e sua repercussão em minha prática

Por Flávia Mattos Vieira

Minha avó materna, com seu jeito comunicativo, boa contadora de estórias, foi muito importante em minha vida. Junto dela eu me sentia sempre muito bem e tinha prazer em ouvi-la. E ela não precisava de maior esímulo do que minha atenção para discorrer sobre os inúmeros casos que conhecia. Contou-me que em certa fase da vida, carente de recursos materiais, ela dependeu do atendimento e dos recursos oferecidos pelo INSS e depois, pelo INAMPS. Aquele dia, vovô acordou cedinho, e encaminhou-se àquela instituição de saúde, na friagem que antecede o alvorecer na Zona da Mata mineira, para pegar uma ficha para a vovó. Na hora aprazada ela se dirigiu à consulta, aliviada e expectante. Mas, ó decepção, o médico a que fora encaminhada não levantou os olhos do papel!! Ela se desdobrou em gentilezas, tentando atrair-lhe o olhar, em vão. Já decepcionada, deixou escapar o nome do afilhado, também médico daquela instituição, e viu a transformação se operar: o médico se interrompeu, ergueu a cabeça e os olhos, e manteve-se gentil até o final da consulta. Isto a entristeceu ainda mais: então, só recebera atenção por seus contatos? E o pobrezinho desamparado?

Foi ela mesma que me apresentou o outro lado da moeda: quando ainda bem jovem, portadora de inúmeros mal-estares que provavelmente hoje pertenceriam ao campo da medicina psicossomática, procurou antigo médico da família. Este deixou que ela transcorresse sobre sua queixa e foi o que ela fez. Posteriormente, a caminho de casa conversando com vovô, profundamente aliviada, é que percebeu que não recebera receita alguma. Nunca esqueci de suas estórias. E transportei para minha prática cotidiana a lição recolhida, pois senti a fragilidade que todos temos quando ficamos doentes, e como o acolhimento e a atenção fazem toda a diferença.

Será que era necessário isso?

Por Josemary de Lourdes Honório da Silva Barboza

Usuária chega ao serviço, numa quinta-feira, encaminhada pela ginecologista da UBS. No primeiro acolhimento pela psicóloga, apresenta queixas de choro frequente, tristeza, inquietação, irritação e medo. Sentia que após o parto o seu quadro tinha se agravado, pois não conseguia cuidar do bebê (de um mês), ficava irritada em ter que acordar para amamentar de três em três horas e o seu choro lhe deixava inquieta, a sua vontade era de que o bebê desaparecesse. Desde a gravidez fazia uso de fluoxetina de 20 mg. Após esse primeiro acolhimento, foi agendada no mesmo dia para a profissional da psiquiatria. Ao entrar na sala de atendimento da psiquiatra com a psicóloga, ocorreu o seguinte diálogo:

PSQ – Não ficou acertado com a gestão que os casos novos seriam encaminhados para o psiquiatra recém-contratado?

PSC – É um caso de urgência e não dava para aguardar até segunda-feira à tarde.

PSQ – O CAPS não é lugar de urgência, quem está com urgência procura o PASM (posto de atendimento em saúde mental).

PSC – O CAPS tem como um dos princípios tentar evitar a crise, por isso é um caso de urgência.

Usuária calada, sentada na cadeira de frente à profissional, só observando. A profissional pega a anamnese, dirige-se para a usuária e inicia o seu acolhimento.

Refletindo sobre a **Humanização** no atendimento ao usuário, podemos observar a sutileza do tema, pois aborda a subjetividade de cada profissional no seu campo de saber através de uma atitude necessária para estabelecermos a confiança, cuja construção se inicia com a escuta sobre a necessidade e/ou sofrimento que o outro está demandando e, assim podemos facilitar ou acolher a sua chegada ao atendimento no serviço.

Precisamos aprender a desenvolver, na relação com o outro, a solidariedade, ou seja, o compromisso que todos temos com o coletivo no qual estamos inseridos e melhorar a qualidade de vida desse sujeito nessa relação generosa horizontal. É trabalharmos com a convicção de que precisamos ser gentis, pois quando percebemos no outro um ser humano que tem desejos, valores, direitos, sonhos, crenças, entre outros, reconhecemos nele um pouco de nós e consequentemente ele nos parece semelhante. Enfim, que possamos desenvolver a arte da escuta para compreender o outro e pelas palavras originamos uma prática, a qual nos fala da nossa maneira de atuar e estar no mundo. Lembrando, portanto, os Paralamas do Sucesso, na música Cuide bem do seu amor:

"Palavras duras em voz de veludo, E tudo muda, adeus velho mundo

Há um segundo tudo estava em paz, Cuide bem do seu amor

Seja quem for.."

Acolhendo o trabalhador de saúde de forma humanizada

Por Solange Loyola Meireles Braga

O ingresso do trabalhador em um novo local de trabalho insurge sentimentos de insegurança relacionados ao desconhecimento do cenário em que será realizada a atuação, bem como das novas atribuições e da capacidade de cada um desses profissionais em atingir os resultados esperados.

Contudo, inúmeras são as instituições que não estão preparadas, desconhecem a forma adequada de acolher esses profissionais e não desenvolvem programas para que possam integrar satisfatoriamente o servidor às equipes de trabalho.

Nesse sentido, a Secretaria de Estado da Saúde – SESA, por meio da Gerência de Recursos Humanos – GERh, demandou ao Núcleo Especial de Desenvolvimento de Recursos Humanos – NUEDRH, setor em que atuo, a realização de uma capacitação para o acolhimento dos trabalhadores de saúde ingressantes.

Diante dessa solicitação e considerando que esse tema já constituía uma preocupação em nosso setor, foi formada comissão (da qual participo) para desenvolver esse trabalho. A comissão entendeu que a questão abrangia muito mais do que uma mera capacitação, e sim uma necessidade de instituir uma nova cultura para realizar esse acolhimento de forma humanizada, com a preocupação de oportunizar ao trabalhador ingressante um espaço de troca de saberes e de experiências, além do fato de proporcionar o conhecimento e entendimento do trabalhador do cenário em que será realizada sua atuação profissional. Nesse sentido, uma das primeiras preocupações dessa comissão seria sensibilizar e motivar as gerências para a importância do tema.

Em 2012 foram realizadas duas oficinas com essas gerências, e um dos produtos dessas oficinas foi a disponibilização de alguns dos participantes que se dispuseram a compor a comissão, no intuito de garantir a representatividade dos demais setores, o enriquecimento das propostas e dos debates e o delineamento da proposta. Para 2013, as discussões foram retomadas com a pretensão de realizar um primeiro movimento com 50 especialistas que estão ingressando na SESA.

O desafio é enorme, pois obstáculos estão presentes, além do acúmulo de tarefas por parte dos profissionais que estão integrando a comissão, mas é uma proposta audaciosa e motivadora, já que pretende colaborar para uma nova cultura na SESA, que prima pela valorização e o respeito ao servidor e pela humanização de nossas atividades profissionais.

Acolhimento nos serviços de saúde

Por Tergiani Terra Giansante Barros

Dona Maria, 62 anos, viúva, usuária da UBS (Unidade Básica de Saúde), é uma destas matriarcas que luta para manter a família longe das drogas e da prostituição, cuida dos netos, da casa e da saúde de todos. Marcada pelas dificuldades da vida, aprendeu a alcançar seus objetivos no "grito". Chegava à UBS como quem chega ao supermercado, com uma lista das suas "supostas" necessidades como exames, consultas, especialistas e remédios. Sabia exigir todos os seus direitos, porém não reconhecia suas obrigações como a de respeitar os profissionais da unidade ou obedecer os horários de funcionamento e os dias das consultas agendadas. Agressiva, maltratava qualquer um que não satisfizesse suas exigências. Por algumas vezes, estando na recepção, fui vítima deste comportamento agressivo; tentei resolver de uma forma que ela não saísse sem a garantia da escuta e do acesso ao serviço.

Certo dia, na consulta médica, ela me disse que não gostava de vir ao posto porque sentia que não era bem quista e que as pessoas a atendiam com má vontade e apenas por obrigação. Então comentei que tal atitude de falar sobre este assunto, de forma amigável, era muito positiva e só nos ajudaria a melhorar a nossa relação e o funcionamento do serviço. Pedi permissão para chamar a enfermeira da equipe para termos um diálogo sobre o assunto. Conversamos sobre o funcionamento da UBS, horários, ofertas disponíveis, fluxograma do atendimento; orientando e explicando como o serviço precisava se organizar para obter eficácia. Relatei o fato ocorrido na recepção, onde agiu de forma tão agressiva, e perguntei: Como acha que as pessoas se sentem quando age desta forma? A senhora sabe que me magoou e me fez chorar?

Fizemos uma reunião, com todos os funcionários da UBS, com o objetivo de elaborarmos um planejamento sobre a forma de atender os usuários da unidade. O tema discutido foi: "A cada ação agressiva ou negativa deveremos ter uma reação contrária". Ainda não aprendemos a amar Dona Maria, mas a respeitar suas dificuldades, sua história de vida e sua baixa capacidade de assimilar as informações prestadas. Dona Maria nunca mais fez os chamados "barracos", como popularmente conhecemos na atenção básica; frequenta as consultas no dia e na hora agendados, participa do grupo de convivência, leva o neto para as consultas de puericultura e tem seus exames de rotina garantidos periodicamente, além dos remédios para hipertensão. O *feedback* foi positivo para todos os funcionários, pois gerou um processo de mudança que vem sendo praticado diariamente e toda a UBS ganhou com a melhoria nos serviços prestados à comunidade.

Atenção à integralidade do cuidado

Por Ledronete Silvestre

De muitos eventos que eu poderia narrar, um que me deixa muito feliz é o projeto de acolhimento pós-atendimento desenvolvido no hospital Florianópolis. Enquanto gerente de enfermagem desta instituição, sempre me angustiou constatar que as ações, por melhor que parecessem ser, não respondiam à atenção integral na rede de saúde. Um coletivo interprofissional de trabalho de saúde poderia compreender e atender às necessidades de saúde de usuários que procuravam a emergência. Porém o projeto, motivo de instabilidade no próprio serviço daquele hospital, apesar de bem-sucedido, não teve andamento.

Assim, vim trabalhar na DEPS/SES/SC (Diretoria de Educação Permanente em Saúde) como coordenadora da Política Nacional de Humanização (PNH). Foi então possível compreender a relação de interdependência entre atores e políticas para a efetivação do projeto, considerando os desafios impostos. Desafios estes que geraram as estratégias para superação das dificuldades e o desenvolvimento de potencialidades, resultando no amadurecimento da proposta por meio da reflexão e persistência nas intenções pelo próprio Colegiado Estadual de Humanização.

A Política Nacional de Humanização da Atenção e Gestão do SUS (HumanizaSUS) reforçou o desenvolvimento do projeto, uma vez que se fundamenta nos princípios gerais do Sistema Único de Saúde, constituindo-se como política de caráter transversal, que perpassa todos os níveis de atenção e gestão do SUS. E assim, qualificar a prestação de serviços e melhorar as respostas das práticas de saúde, face às necessidade de saúde de usuários, bem como ampliar a satisfação dos próprios trabalhadores da saúde.

Nesse sentido, o projeto desenvolvido pelo Colegiado Gestor Estadual de Humanização/SES/SC (CGEH/SES/SC) conta com parcerias e colaboradores e propõe alternativas que favoreçam a qualidade do cuidado e atenção integral ao usuário atendido nas Emergências dos Hospitais, além do fortalecimento da rede de atenção à saúde e construção de vínculos.

Para isso, foi necessário compreender a redefinição do papel do hospital como um processo de integração de sistemas de saúde. Com características como a de ser um lugar de manejo de eventos agudos e de apresentar densidade tecnológica compatível com suas funções, deixa de constituir ilhas de excelência à parte da rede de serviços. E também foi necessário destacar o papel dos gestores locais do SUS na discussão das necessidades de saúde, da demanda de serviços e da efetiva condução e controle das ações implementadas.

O encaminhamento corresponsável reforça vínculos e o direcionamento trabalhará a questão do acolhimento como uma estratégia de qualificação do encontro entre profissionais de saúde e usuários, e o sistema de saúde e a comunidade. É a oportunidade para uma relação de respeito, solidariedade e ajuda mútua, essencial para a produção da saúde.

Acolhimento Cooperativo

Por Maria de Fátima de Souza Rovaris

Eu, como servidora deste hospital há dois anos, tendo ele sido construído há 25 anos e conservando quase totalmente as suas estruturas físicas, observo que durante todo este tempo muitas situações foram transformadas e as necessidades dos usuários são diferentes daquelas da época de sua construção. Em certo dia, em uma manhã de outono, marcamos uma viagem para conhecer outro hospital no Estado e combinamos de chegar ao hospital por volta das cinco e meia da manhã, a fim de todos sairmos juntos.

Quando me aproximei do local combinado para o encontro, olhei para a frente do ambulatório e avistei muitos pais com seus filhos sentados ou em pé, com as crianças no colo e sem nenhum conforto ou abrigo em caso de chuva ou vento, sabendo que a porta só abriria para a entrada dos mesmos às sete horas. Todo este processo me deixou muito inquieta, mas como fazia pouco tempo que estava trabalhando no local e o meu horário de início da jornada de trabalho era às oito horas da manhã, fui com calma nos meus questionamentos.

No carro da viagem estava também uma médica e uma enfermeira que iniciaram suas atividades nesta unidade desde sua inauguração, e como iríamos ver outro ambiente hospitalar, pensei que lá eu poderia encontrar uma resposta para transformar este cenário. No retorno, comecei a questionar algumas formas de mudanças e perguntar se algum usuário havia reclamado da situação e o porquê da existência de pessoas tão cedo à espera de um atendimento que só começaria quase duas horas depois.

A situação é a seguinte: este Hospital Infantil é referência para todos os 295 municípios catarinenses em algumas especialidades. As ambulâncias vindas de outras localidades (até 14 horas de viagem) chegavam e deixavam os usuários no local de sua consulta, pois na grande Florianópolis temos vários outros hospitais de referência e todos abrem as portas do ambulatório no mesmo horário. Diante desta situação e como participante do Grupo de Trabalho de Humanização (GTH) e especialista pela FIOCRUZ nesta política, não pude me calar diante de um fato tão desumano, e combinamos então que seria pauta da próxima reunião do GTH.

Na reunião, coloquei minha indignação e pedi para cada membro do grupo colocar-se no lugar daqueles pais, em tempo de frio, chuva e ventos, como temos na nossa terra, e também perguntei se alguém conhecia a cena que avistei, mas somente duas pessoas já a haviam presenciado.

Depois de várias discussões, chegamos ao consenso que daríamos o prazo de 15 dias e marcaríamos uma grande reunião com todos os atores deste processo, que seriam alguns usuários, (analisar os prontuários para escolher), vigilante, pessoas da recepção, quem faz a ficha de atendimento, coordenação do ambulatório, gestores do hospital e o GTH, entre outros. Esta reunião aconteceu no prazo marcado, e é emocionante lembrar a dimensão das falas, da forma como esta situação afetava todos que participavam do processo de trabalho. Escutamos as queixas, as ansiedades, as dificuldades, as dores, as impotências, enfim, foi um momento maravilhoso "que alguns pensavam que seria uma grande briga para achar culpados", foi a hora do desabafo de mais de 20 anos de trabalhadores da saúde e usuários insatisfeitos com a situação, que nunca viram uma forma de mudar. Ali, naquele momento de "roda", um olhando nos olhos do outro, dizendo o que lhe incomodava.

A reunião foi muito bem conduzida pela médica coordenadora o Serviço de Humanização do Hospital. Após ouvir todos os desabafos, foi o momento de buscar as soluções, e fechamos com cinco alternativas, a reunião foi descrita por duas pessoas para posteriormente fazer a ata, e um relato com as dificuldades, justificativas, possíveis soluções e as estratégias para serem adotadas neste processo de mudança de trabalho, ou seja, um Acolhimento Cooperativo. Destas cinco alternativas sugeridas na reunião e depois do relato pronto, entregamos à direção do hospital com a finalidade de escolher a melhor ideia e a que mais se adaptaria às condições da gestão.

Foi implantada a seguinte: abrir as portas do ambulatório mais cedo, colocando delimitações no espaço físico, mas que atendessem às necessidades dos usuários. Então um vigilante e um funcionário (que ele mesmo se prontificou a chegar mais cedo na reunião) realizam este Acolhimento Cooperativo aos pais, familiares e crianças do Hospital Infantil. Diante deste contexto, concluo que muitas vezes não olhamos com detalhes o nosso local de trabalho, e não existe empatia, escuta, comprometimento, vontade de mudar, entre outros. Entendo que, na maioria das vezes, para ocorrer a mudança do processo de trabalho, não precisamos de orçamento financeiro, e sim de pessoas que queiram que isto aconteça, para fazermos um SUS QUE DÁ CERTO.

Acolhimento no consultório

Por José Araújo Silva Júnior

Trabalho na estratégia de saúde da família desde o ano de 1996. A fim de melhorar cada vez mais a humanização e estabelecer uma estreita relação médico-paciente na unidade de saúde da família em que atuo, resolvi, durante as consultas ambulatoriais, chamar os pacientes na sala de espera um por um e trazê-los até o consultório para assim iniciar a consulta. No entanto, durante o meu deslocamento do consultório à sala de espera, vários pacientes vinham ao meu encontro para questionar sobre problemas na burocracia ou morosidade dos exames por mim solicitados, ou ainda das consultas especializadas que não conseguiam ter sucesso em suas marcações. Além do que outros usuários traziam os seus problemas pessoais (de ordem financeira e conjugal) e queriam que naquele breve encontro, na antessala, os mesmos fossem sanados, ou pelo menos ouvidos.

Levando em conta que na maioria das vezes não tinha resposta para todas as indagações, a situação ficava sem controle, pois estava me sentindo sufocado com a pressão. Daí em diante, mudei a forma de acolhimento aos pacientes. Atualmente os recebo na porta do consultório, e acho que assim estou humanizando o acesso.

65

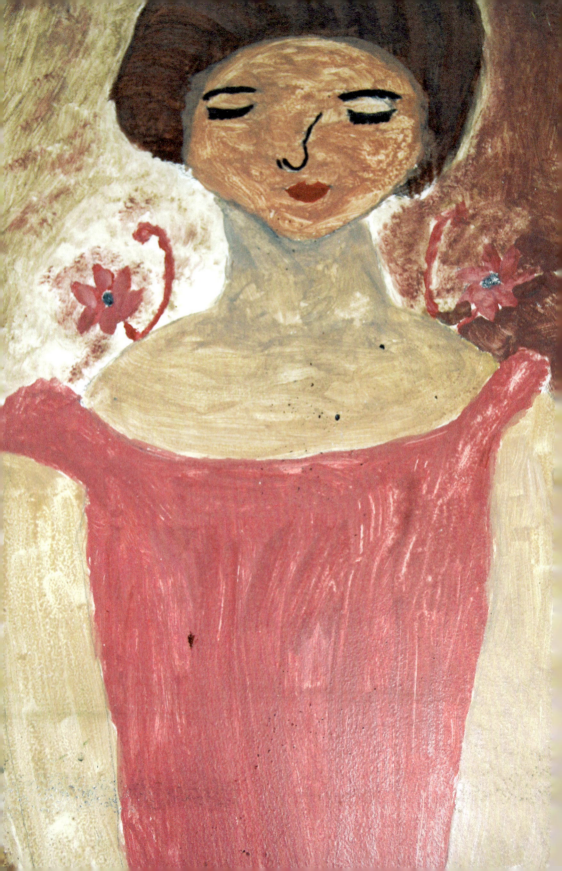

Humanizar é aproximar-se do outro

68

Humanizar é aproximar-se do outro

Por Maria Francisca dos Santos Daussy

Narrar é uma inspiração da alma e do ar para procurar, entre as palavras, o conjunto que descreve sua própria história de vida. Descrever o sentimento, o contexto, refletir, conectar com o que aprendemos e com o que somos como seres humanos, pessoas e profissionais. Conto aqui um fato que me marcou muito e bem no início da minha vida, de educadora de mim mesma e de muitos ao meu redor.

Aos 18 anos conquistei o diploma de magistério numa escola católica tradicional para moças, onde morávamos, e fui convidada a trabalhar com alfabetização de adultos em uma zona rural de minha cidade. As aulas seriam das seis às oito da noite, pois eles, meus futuros alunos, vão para a roça às cinco da manhã, onde passam o dia, levam comida no "embornal", enxada, foice, enxadão, arame para as cercas, pois elas sempre existem, mas também levam material para construir as porteiras. Jantam às cinco e meia e agora, quebrando a rotina dos dias, iam para o MOBRAL para enfim tentar compreender este emaranhado que chamam de letras escritas.

Organizei parte do meu material didático, construído por mim, destinado a crianças lindas e saudáveis, que continha bichinhos em dúzias e conjuntos de frases prontas, doces como a vida que desperta. Encontrei-me diante de um grupo de homens e duas mulheres com mãos calejadas, unhas impregnadas de terra, cabelo ensebado por suor e sabão de cinza e roupas velhas e remendadas. Como dispor o material impecável de cartolina, papel cartão, feltro e até papelão, mas pintado e envernizado! Não combinavam de jeito nenhum com aquela realidade.

Para as letras comecei o tradicional a-e-i-o-u seguido do bea-bá no quadro de giz. E as frases ficaram simples como "a casa bonita é de barro", "o boi é bravo" e "a ave voa". Para contar, fiquei a desenhar no quadro objetos, nada que lembrasse a dureza do cabo da enxada, mas sim que os fizessem sonhar. Talvez por insensibilidade, inexperiência e egocentrismo natural da juventude, comecei por meus sonhos e a desenhar e contar aviões, navios, castelos e chapéus com fitas. Logo estávamos desenhando pé de milho e contando espigas, colorindo os cafezais com muitas cores, refletindo que milhões de grãos de feijão dariam muito dinheiro... Os sonhos que apareciam, pequenos diante da grandiosidade dos transatlânticos, ensinaram-me a valorizar o simples, a agradecer a safra, a chuva e o sol sem exagero, o pão nosso de cada dia e a oportunidade de aprender sempre.

Este sentimento de aproximar-se do outro, estabelecer uma relação dialógica, dentro de qualquer contexto que se apresente, onde todos possam aprender, acompanha-me desde então e me faz humana. Humanos são aqueles que se comunicam, se ensinam, se respeitam, se ajudam... O perigo está na desumanização.

Um laço de amizade

Por Simone Maria de Lima Duarte

Eu estava cursando o terceiro ano do curso de Serviço Social e estagiava no Departamento de Estradas e Rodagens, no Serviço Social daquela Instituição, no setor de saúde, quando fui apresentada ao caso do servidor Plínio. A problemática que envolvia esse servidor era que o mesmo se encontrava afastado de suas atividades há mais de um ano por ter desencadeado um surto psicótico e encontrava-se hospitalizado por todo esse tempo no Manicômio Judiciário.

Sabendo dos detalhes do caso, resolvi assumir as visitas semanais ao mesmo. Falei com o médico que o acompanhava e solicitei autorização para visitá-lo fora do horário de visitas, pois tentaria estabelecer um vínculo com o mesmo e também descobrir informações de seus familiares, uma vez que ninguém sabia nada a seu respeito. Ele morava em um alojamento destinado aos servidores que residiam em cidades do interior e não tinham família na Capital. Fui até o alojamento para ver se alguém sabia seu endereço ou de alguém da família, mas tudo o que fiquei sabendo foi que ele era muito calado e não falava de sua vida com ninguém. Apenas relataram que ele era de Quipapá, cidade do interior de Pernambuco, mas não sabiam ao certo o endereço completo.

Comecei as minhas visitas a Plínio, pois já tinha autorização de seu médico para fazê-lo. Era desanimador, pois eu não conseguia arrancar nenhum sorriso dele. Seu quadro era muito complicado de se estabelecer qualquer nível de diálogo que fosse, mas não desisti. Sempre ia visitá-lo duas vezes na semana, até que aos poucos ele já demonstrava gostar de minhas visitas e em uma dessas visitas ele falou comigo pela primeira vez. Saí de lá radiante, ainda que sem muita informação concreta, mas ele já dava sinal de melhora.

Não demorou muito para que Plínio me informasse sobre o local em que residiam seus familiares. Falei com minha orientadora e solicitei sua autorização para levá-lo. Após sua alta, levamos o Plínio na ambulância para Quipapá. Ao chegarmos lá Plínio ensinou todo o percurso até seu lar. Para felicidade nossa ele foi recebido com muito carinho por seus familiares, que estavam anos sem ter notícias dele e já não acreditavam que ele um dia retornaria. Estabelecemos um laço de amizade, respeito e confiança que nunca vou esquecer e, com certeza, nenhum dos envolvidos.

73

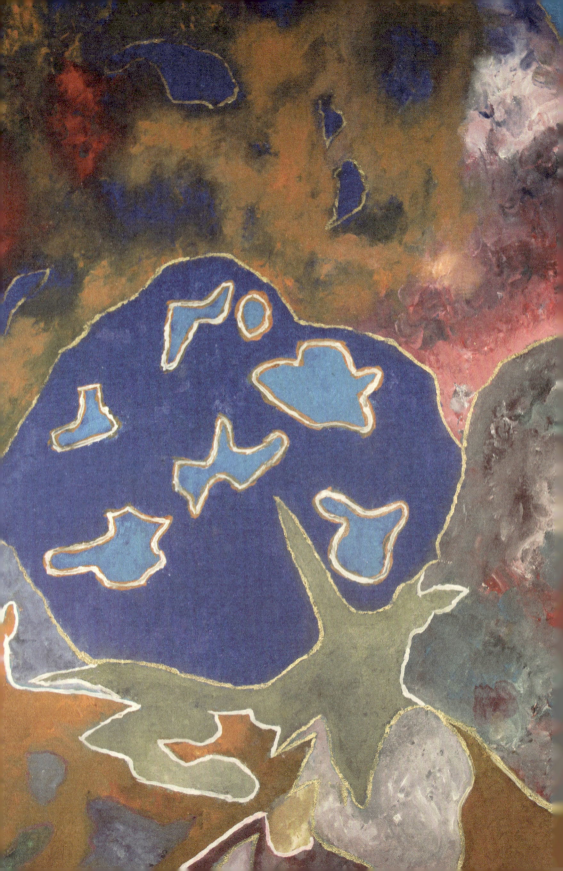

Humanizar é dar atendimento de excelência

Humanizar é atendimento de excelência

Por Rosane Benevides Calheiros

Estou atuando no SUS desde 2004 e nunca presenciei um fato como esse. Meu filho telefonou dizendo que estava com muita dor de cabeça, corpo doído e com febre. Perguntei se já tinha ido ao médico e sua resposta foi: "Mãe, não consigo sair da cama". Horrorizada, visto que Pedro nunca fica doente, corri ao seu encontro. Lembrei de sua infância, das madrugadas em vigília, dos remédios de oito em oito horas, da água do chuveiro correndo, da espera, o dia amanhecendo.

Chegamos ao PA Municipal perto de casa, quando me dei conta que Pedro não possuía o cartão SUS. A atendente percebeu nossa situação e gentilmente perguntou se tínhamos algum documento. Apresentei minha carteira de identidade e a carteira do Pedro e isso foi o suficiente para o atendimento. Assim, fomos encaminhados para a classificação de risco e após para a consulta médica.

Em pouco tempo saímos do PA com exame de sangue feito e remédio para tomar em casa. Percebemos o envolvimento de todos os profissionais, o atendimento atencioso e acolhedor. Tivemos muita dúvida em relação a nossa ida ao PA visto os noticiários e depoimentos de usuários. Para surpresa, encontramos um ambiente organizado, resolutivo e informatizado. Tenho orgulho de trabalhar no SUS.

Pequenas atitudes e grandes resultados

Por Vanuza Solange Guasti

Sou pediatra e na minha área de atuação é imprescindível a humanização. No nosso dia a dia nos deparamos com situações nas quais pequenas atitudes podem alterar positivamente os resultados.

Passei por um momento muito difícil na época do nascimento de minhas filhas, que foram prematuras de 32 semanas e precisaram ficar 35 dias internadas em uma Unidade de Terapia Intensiva Neonatal (UTIN), e foi importantíssimo, para mim, sentir o carinho que a equipe tinha com os bebês internados ali, além da área física de suporte para que os pais pudessem permanecer no hospital durante o dia.

Pequenos detalhes, como deixar e incentivar a forrar as incubadoras com as roupinhas dos bebês e o cuidado que a equipe de psicologia, incluindo algumas estagiárias que eram graduandas, tinha conosco, ajudaram-nos a superar as dificuldades contribuíram em muito para a recuperação das crianças.

Humanização do SUS

Por Agda Maria Vasconcelos Freire de Oliveira

Relato uma experiência vivida por mim como cirurgiã-dentista da estratégia de saúde da família em um município muito carente. Assim que iniciei minha carreira profissional, participei de uma seleção para trabalhar como dentista no SUS. Após aprovação percebi, já nos primeiros dias, a grande demanda deste serviço na unidade básica de saúde.

Após tomar conhecimento de que a comunidade madrugava em filas para conseguir atendimento e também que os procedimentos odontológicos estavam suspensos há bastante tempo (aproximadamente três anos antes da minha contratação), resolvi ampliar a resolutividade das minhas consultas, sem prejudicar a qualidade do serviço. Agravando ainda mais esta situação, a minha equipe de saúde bucal dava cobertura a três equipes de saúde da família.

Como estava fazendo um curso de especialização de cirurgia também nesta época e, infelizmente, na grande maioria a necessidade de saúde bucal da comunidade era basicamente a realização de extrações dentárias, aproveitava o momento cirúrgico e transformava-o em extrações múltiplas. Desta forma, otimizava o tempo de tratamento odontológico e aumentava a rotatividade das agendas.

O detalhe importante é que precisava amenizar o sofrimento pós-operatório dos pacientes para que a estratégia fosse aceita com maior facilidade. Desta forma, além de medicar imediatamente os usuários com medicação injetável (agilidade na resposta), entregava individualmente uma bolsinha com gelo para aplicação local. Normalmente esta é uma orientação para ser realizada em domicílio e muitas vezes negligenciada pelos pacientes.

Desta forma, além de garantir um pós-cirúrgico tranquilo pelas condutas imediatas, o cuidado individual e humanizado do tratamento odontológico proporcionou o alcance das minhas metas como profissional de saúde.

Superação do atendimento odontológico desumanizado

Por Manoel Gonçalves da Silva Neto

Era 11 de agosto de 2008 quando entrei para fazer parte do quadro efetivo de odontólogos da ESF. Éramos no total sete profissionais que dávamos suporte a uma população de cerca de 31.000 pessoas! Hoje, o número de profissionais duplicou e a qualidade do serviço também. A minha história relata o processo de desumanização do atendimento odontológico, que presenciei naquela fase inicial, no povoado em que atuo até hoje.

Os munícipios da zona rural contam com cerca de oito profissionais distribuídos em sete UBS fixas e uma Unidade Odontológica Móvel (UOM), que dão apoio a mais de 51 povoados. No meu caso, o povoado (Nova Descoberta) que assisto dista 7 km do centro e tem aproximadamente 1.000 famílias cadastradas. A desumanização na assistência odontológica era algo pretérito. Desde que o posto tinha sido inaugurado, há 20 anos, a cultura dos profissionais que passaram por ali era de só "atender, atender e atender". Não havia planejamento mensal, nem tampouco atendimento programado. Os pacientes costumavam formar filas imensas na madrugada para "disputarem" fichas médicas e odontológicas.

Quando eu cheguei pela primeira vez, deparei-me com uma multidão parada em frente ao posto com cerca de 50 pessoas em pé, numa desorganização e barulheira infernal. Como não conhecia a equipe de profissionais, passei uma semana encarando este ritual de chegar com o médico e a enfermeira, e demorar alguns minutos na porta do posto para conseguir adentrar em minha sala. Imaginem a cena!! No entanto, conforme o tempo foi passando, eu comecei a identificar os vários problemas de assistência e gestão ali instalados e, com base nisto, agendei uma reunião com a equipe para a semana seguinte.

Para minha surpresa, tinha sido a primeira reunião de planejamento deles. A marcação de consultas por "demanda espontânea" foi um dos principais pontos levantados por mim, além é claro da "venda de fichas", a ausência de ações preventivas e de promoção de saúde, insatisfação, a não garantia de retorno, o não acompanhamento dos menores por seus responsáveis... ou seja, o descumprimento das novas diretrizes do SUS, enquanto Programa de Saúde Bucal.

Confesso que encarei muitas batalhas para conseguir implementar um atendimento humanizado, cidadão e programado. Hoje, após três anos de assistência, os trabalhadores e usuários da área entendem perfeitamente as vantagens das ações programadas, humanizadas e integradas. Hoje não há mais tumulto; não há venda de fichas; os moradores das microáreas mais distantes da UBS têm a mesma oportunidade de atendimento dos que habitam próximo; as gestantes, idosos, bebês, hipertensos, diabéticos têm suas prioridades no agendamento e, principalmente, há acolhimento, empatia, profissionalismo e transparências nas nossas ações. Apesar das dificuldades em infraestrutura, transporte e insumos, o atendimento odontológico atualmente está condizente com os princípios éticos, morais e técnicos do novo SUS.

Humanizar é dar sustentabilidade

Por Sebastião Clemente de Souza Neto

Há cerca de três anos vivenciei uma experiência de práticas de assistência e gestão dentro da proposta de política de Humanização do Ministério da Saúde do Brasil. Neste serviço atuei como médico assistencial e como diretor técnico da instituição. O referido serviço é um hospital-maternidade municipal construído dentro de todas as especificações que rege a política, desde os aspectos físicos aos gerenciais e metodologias de trabalho. Toda a rede de usuários era oriunda do SUS.

Inicialmente, foi construído o modelo de assistência, foram capacitados todos os profissionais dentro da ideologia proposta e equipado todo o hospital de acordo com as normas vigentes para este tipo de atendimento. Vários paradigmas tiveram que ser quebrados, desde a formação do conceito proposto, bem como fazer com que os usuários aceitassem a nova forma de abordagem e prestação do serviço. Os profissionais envolvidos no processo colaboraram de forma positiva em sua grande maioria, com alguns pontos de resistência focais. O modelo de gestão era descentralizado e co-participativo, inclusive com atuação dos usuários, e firmava-se em reuniões de trabalhos quinzenais, que avaliavam as demandas e o poder de resolutividade do serviço.

Todo o processo baseava-se na participação ativa da usuária e família para a abordagem do nascimento. Práticas antes não imperiosas neste tipo de serviço foram colocadas em evidência, como: acolhimento,escuta qualificada, direito ao acompanhante durante todo o período de internação, medidas não medicamentosas para diminuição da dor e direitos a visita aberta dos pais. Todas estas medidas requeriam uma sustentação de planejamento e oferta de insumos por parte da gestão central, que nos primeiros 6 meses de funcionamento colaborou ativamente, mas infelizmente não conseguiu manter o serviço como devia.

Os servidores envolvidos trabalhavam com afinco, compromisso e satisfeitos, pois faziam parte da construção do processo de trabalho e conjuntamente com a gestão local poderiam deliberar ações que facilitavam o processo de assistência. O nível de satisfação por parte dos usuários chegou a limites invejáveis para uma instituição pública, cerca de 90% consideravam o serviço de excelência e o crédito da instituição começou a ser referência no estado e até no País. Com o passar do tempo, cerca de dois anos de funcionamento, a instituição começou a decair, em decorrência da má gestão central e falta de compromisso com o projeto inicial, e a partir desde momento me desliguei do serviço, pois a ideia inicial havia sido modificada, tornando-se um local de assistência baseada em práticas costumeiras e arraigadas no modelo hospitalocêntrico.

Finalizo afirmando que esta vivência me transformou na forma de condução da assistência ao nascimento, porém me trouxe muita frustração ver um projeto público desabar tão rapidamente por falta de gestão e planejamento das competências centrais do SUS.

Experiência de Humanização no Hospital

Por Adriano Jorge

Desde 2006 faço parte de um Grupo de Trabalho de Humanização (GTH); entre 2008 e 2009, o gestor, incomodado com o número crescente de queixas, reclamações e processos administrativos em virtude de mau atendimento, destrato e descaso com os usuários, decidiu que aquele cenário tinha que mudar e as pessoas precisavam ser acolhidas.

Partindo desta ideia ele lançou o desafio de pensar em estratégias que fomentassem mudança de comportamento, humanização nas relações. Surgiu então o PROJETO POSSO AJUDAR!?, uma proposta elaborada à luz da Política Nacional de Humanização – PNH. Tendo como diretriz principal a cogestão. Trata-se de uma proposta onde todos – usuários, gestores e trabalhadores, deveriam ser envolvidos e comprometidos no processo de mudanças e melhoria na assistência.

No período de outubro de 2009 a dezembro de 2010 coordenei o projeto e em conjunto com os colegas do GTH, nossas realizações foram:

- vinte "*Workshop's* de Humanização: Aprender – Fazendo/ Apreender – Conhecendo" – Trabalhadores e gestores ficam em média três horas trabalhando em outros serviços que não os seus, com o objetivo de conhecer aquele serviço (fortalezas e fragilidades, os colegas e fortalecer os vínculos). No retorno, discutiam sobre as experiências em grupo e construíam um relatório inclusive com ideias de melhoria daquele serviço;
- um Seminário Intersetorial – Espaço que viabilizamos para os serviços que mais apresentavam queixas intersetoriais. Foram abordados: atividades do setor, problemas frequentes causados por outros setores e de que forma esses setores po-

deriam contribuir para a melhoria dos serviços e das relações pessoais;

- uma Oficina de Integração com Médicos Residentes – Durante a integração dos médicos residentes, o GTH proporcionou uma dinâmica com duração de quatro horas sobre PNH/MS, Acolhimento, Carta dos Direitos e Deveres dos Usuários de Saúde;
- nove Rodas de Conversa com usuários e trabalhadores – Espaço para "escuta" realizado em cada clínica/andar onde pacientes internados e seus acompanhantes e trabalhadores daquele plantão eram convidados para discutir o que poderia estar causando incômodo, alegria, e o que mais trouxessem para a Roda. Produzíamos relatórios para o gestor com o objetivo haver clareza do cenário real – fragilidades e potencialidades, problemas a serem resolvidos, etc.;
- um Seminário de Humanização da FHAJ – Ao final de um ano, realizamos um Seminário com o objetivo de que as instituições de saúde estaduais, municipais e federais compartilhassem, assim como nós, as experiências exitosas do *SUS que dá certo.*

No total, foram 858 horas de atividades onde 480 pessoas – usuários, gestores e trabalhadores, participaram ativamente do processo conduzido pelo GTH. Resultados das ações:

- Criamos, na recepção da Administração da Fundação, um "espaço de espera" para os acompanhantes dos pacientes em procedimentos cirúrgicos, onde notícias são transmitidas através de um *Boletim de Informações* quatro vezes ao dia, em ambiente refrigerado com água e TV. Anteriormente ao projeto os acompanhantes ficavam de um lado para o outro, sem noticias, sendo destratados, sem atenção, sem respeito...
- Acompanhantes para todos os pacientes em pós-cirúrgico – A partir do projeto, todos os pacientes que fazem cirurgia passam a ter este direito, nas primeiras 24 horas pós-cirurgia. Antes, somente os pacientes que são assegurados por lei.

– Implantação de Escuta Qualificada através das Caixas de Sugestões –afixadas nas "portas de entrada" e clínicas, como suporte para nortear as nossas ações.
– Implementação do Núcleo de Atenção ao Trabalhador (NAT) – Anteriormente ao projeto havia o atendimento por um médico do trabalho. Atendendo ao que os trabalhadores fomentaram como necessidade durante as atividades, ampliamos aquele consultório de atendimento e criamos o NAT com os serviços de nutricionista, assistente social, advogado, psicólogo, mais três médicos e dois técnicos de enfermagem, para atendimento aos servidores da instituição.
– Diagnóstico das Clínicas – A partir das Rodas de Conversas nas clínicas, ocorriam três vezes na semana, em clínicas diferentes, para avaliação e monitoramento dos problemas identificados.

Minimizaram as queixas, reclamações e processos. Dentre as riquezas desta experiência, tudo foi construído coletivamente, corresponsavelmente, a partir do que o GTH identificava nas avaliações dos usuários, gestores e trabalhadores. Na verdade "estávamos com" todos no movimento de mudanças de comportamento, mudança de processo de trabalho e buscando assegurar aos atores envolvidos o que garante o SUS e a PNH/MS.

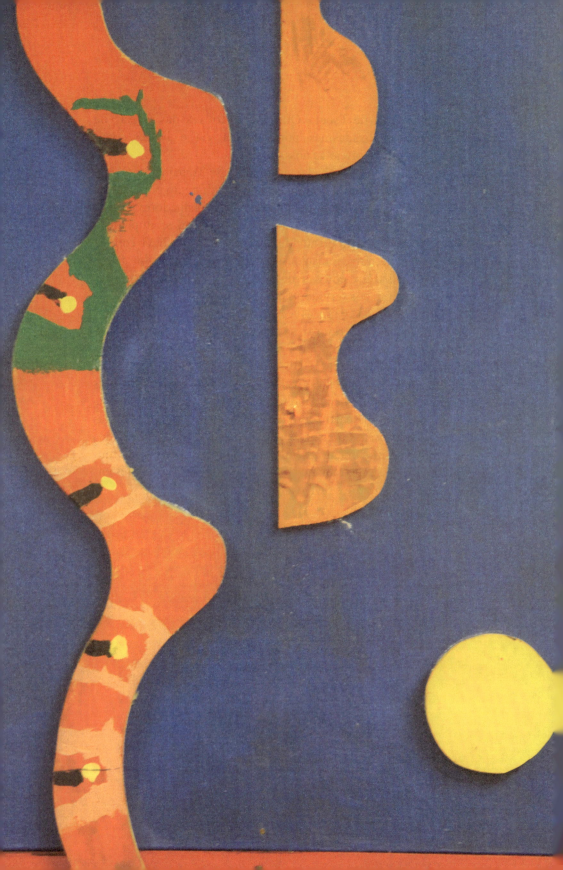

Humanizar é compartilhar decisões

88

Colegiado gestor na humanização

Por Ione Barbosa dos Santos

Ao pensarmos em humanização, na maioria das vezes vêm à nossa mente histórias envolvendo nossas atitudes para com os pacientes/usuários. Poucos são os episódios em que evidenciamos atos de humanização com os servidores/trabalhadores. Por este motivo, trouxe a implantação do Colegiado Gestor como exemplo de humanização, por se tratar de um espaço de discussão permanente dos problemas de saúde, bem como da organização do processo de trabalho. Sua implantação nas Unidades de Saúde da Família (USF) não só viabilizou a participação dos trabalhadores na cogestão da Unidade, conforme previsto na Política Nacional de Humanização, como também garantiu um espaço onde os problemas do cotidiano enfrentados por estes trabalhadores pudessem ser externados e discutidos de forma coletiva e multidisciplinar.

Naquela USF, reuniões do Colegiado aconteciam quinzenalmente, com duração de duas horas, participação efetiva dos representantes de todas as categorias profissionais, com garantia de pelo menos um membro de cada uma das quatro equipes de saúde. A pauta era preparada antecipadamente abordando os problemas relativos à unidade. Após as discussões e pactuações, os representantes se responsabilizavam pela divulgação das decisões tomadas em sua respectiva equipe.

Dessa forma, o Colegiado Gestor se apresenta como um instrumento potente, capaz de envolver os trabalhadores na tomada de decisão, de forma a criar a responsabilização dos mesmos. Trouxe, como aprendizado, a importância da participação do coletivo no alcance de soluções para os problemas do cotidiano dos atores envolvidos.

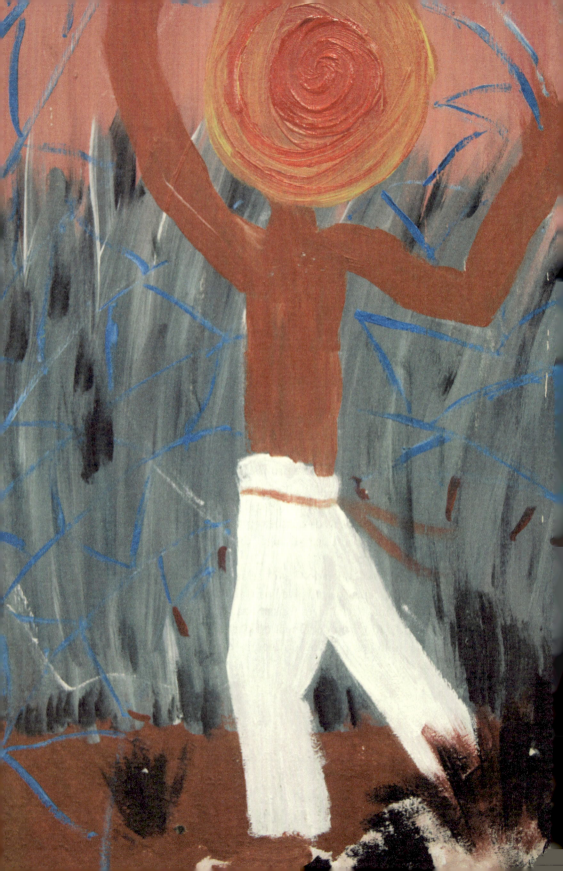

Humanizar é compartilhar nossas histórias

92

Conte-me a sua história

Por Leidimara Zanfolim

Em atendimento com mães/cuidadoras de recém-nascidos da UTI Neonatal e Unidade Intermediária Neonatal, foi idealizada pelo Serviço de Psicologia e pela Assistente Social do setor a realização de grupos terapêuticos e rodas de conversas, com o intuito de compartilhar vivências, experiências, perdas, ganhos, enfim, todos os sentimentos envolvidos no processo de internação de seus filhos(as) em um ambiente hospitalar.

A maioria das mães participantes do grupo está alojada no hospital, longe de suas cidades, de suas casas, famílias e outros filhos, pois o Hospital Universitário é referência de 35 municípios vizinhos.

Nos encontros, as mães dos pacientes falam sobre seus sentimentos, acolhem e aproximam-se umas das outras, tendo espaço e voz, apontando aspectos positivos e negativos da instituição e do serviço. Estes apontamentos são repassados pelos facilitadores do grupo aos responsáveis pelos setores, com o intuito de melhorar e humanizar o atendimento.

Muitas experiências positivas são despertadas nos encontros. No entanto, destacarei uma delas: No mês de agosto de 2012 nasceu no Centro Obstétrico deste hospital uma menininha prematura de 26 semanas, pesando 520 g, a qual permaneceu internada até dezembro deste mesmo ano. A mãe, M., acompanhou a filha em todo o período de internação, passou por momentos de tristezas e alegrias. Ela frequentava o grupo terapêutico e compartilhava seus sentimentos com todas as participantes.

Algum tempo após a alta, a mãe relatou a trajetória de sua filha no hospital e os sentimentos despertados no processo, enviando-o aos funcionários envolvidos. Com permissão de M. foi realizada a leitura ao grupo, despertando nas mães que participavam deste encontro muita emoção, identificação, esperança e força, que as ajudaram a permanecer acompanhando afetuosamente seus bebês.

Ao ser dado o feedback a M. sobre a reação do grupo com a leitura da história da internação de sua filhinha, esta ficou muito emocionada e feliz em poder contribuir com outras mães e falou da importância destes testemunhos durante a permanência do bebê no hospital e como eles também a ajudaram.

Muitos foram os *feedbacks* positivos de mães que voltaram após a alta ao hospital. Algumas perguntavam se ainda fazíamos estes encontros, trazendo presentes aos bebês internados para serem sorteados no grupo. Elas relatam que tais momentos as ajudaram muito em um período tão difícil de suas vidas, que foi ter um filho(a) internado em uma Unidade Neonatal.

95

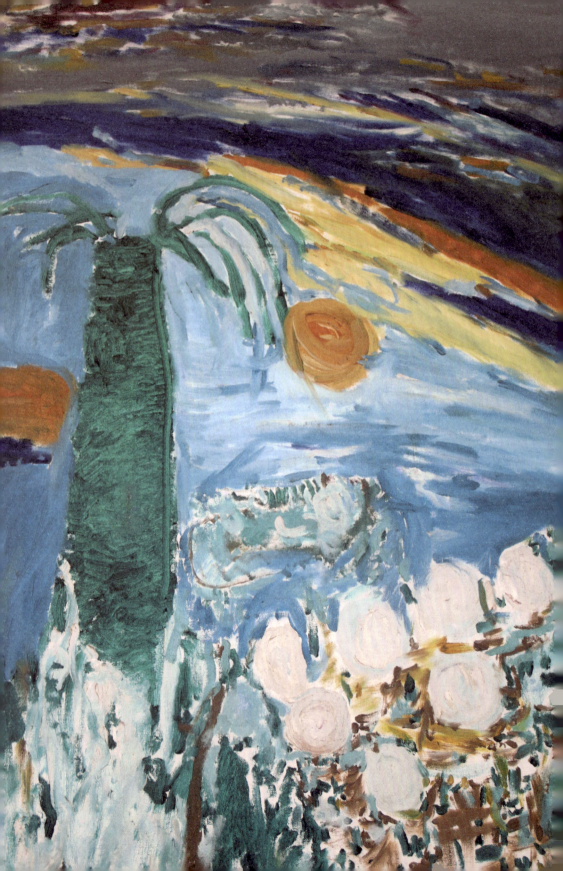

Humanizar é compreender o mundo do outro

Se atrasar não tem atendimento...

Por Albaniza Leite

Vou relatar uma situação que vivenciei na Unidade de Saúde em que trabalho. É uma Unidade de Referência do Estado, que possui a área hospitalar e o Ambulatório, com consultas agendadas. Eu sou assistente social e as situações adversas, mal resolvidas, acabam chegando ao Serviço Social.

Uma senhora, de 62 anos, portando uma deficiência, tinha uma consulta especializada agendada para o período da manhã e chegou no início da tarde. A recepção informou que poderia apenas remarcar. A senhora solicitou falar com a assistente social. Fui atendê-la e ouvir a sua demanda. A paciente informou que reside no interior (300km distante de Fortaleza), que o transporte «quebrou» na estrada, e que tinha saído de casa às três horas e meia da manhã, estava com fome e tinha queixa clinica.

Vendo seu prontuário, vi que sua médica estava atendendo nas Unidades de Internamento. Procurei a referida médica e expus a situação da paciente, justificando o atraso. A médica disse que não ia atender porque ela ia se acostumar e chegar atrasada outras vezes. Fiquei desapontada. Tudo bem que a paciente chegou bastante atrasada, mas houve justificativa, e eu sei como essas pacientes, que dependem de transporte das prefeituras, sofrem. Procurei a Direção do Hospital e expus a situação da paciente; o Diretor foi atendê-la.

Detalhes de uma vida

Por Silmara R. Machado

Era uma segunda-feira, o dia havia começado bem cedinho... Estava ansiosa para chegar logo ao trabalho e receber notícias de uma paciente que havia cuidado durante toda a semana. Preciso voltar no tempo, uma semana atrás... e esta narrativa se reinicia assim:

A rotina de trabalho começou com a passagem de plantão multiprofissional, e neste momento, conheci o caso de uma senhora idosa cuja hipótese diagnóstica era intoxicação por lítio e os antecedentes pessoais de depressão e diabetes. Cumprindo a minha rotina, fui até o leito realizar a avaliação inicial. A paciente estava intubada e sedada e, assim, informei ao filho que a paciente iniciaria terapia nutricional enteral. O mesmo encontrava-se aflito com toda a situação e como as ondas agitadas em dia de maré alta, os sentimentos de impotência e fragilidade tomavam conta daquele rapaz.

E assim, os dias daquela semana foram se passando. Na terça-feira a paciente foi entubada, porém não expressava contato com o meio externo, os níveis séricos de lítio estavam reduzindo lentamente. Pedi ao filho que conversasse com a paciente, como se ela estivesse interagindo com ele, que trouxesse tudo que a lembrasse do mundo externo (música, perfume). Neste momento ele relatou que a paciente era apaixonada pelo filho dele, o netinho de aproximadamente 7 anos, e então colocou, via celular, um vídeo da criança imitando ser mágico, e neste momento vimos que uma lágrima escorreu dos olhos da paciente. Fiquei arrepiada, pois até então ela não havia expressado contato com o mundo externo.

A cada dia era uma nova conquista. Toda a equipe multiprofissional havia acolhido aquele filho e aquela paciente de uma forma diferente, algo que não sei explicar. Na quarta-feira ela abriu os olhos. Na quinta-feira respondia com gestos alguns questionamentos, na sexta-feira interagia melhor com o mundo externo. Sábado e domingo eu folguei.

Na segunda-feira quando cheguei na UTI, uma grande surpresa: a paciente estava de alta e com dieta geral liberada! Fiquei tão feliz... que não consigo mencionar aqui com palavras.

Depois de alguns dias toda a equipe recebeu um agradecimento, via e-mail, daquele filho com palavras acolhedoras e de imensa gratidão...

E termino esta narrativa assim: "O valor das coisas não está no tempo que elas duram, mas na intensidade com que acontecem. Por isso, existem momentos inesquecíveis, coisas inexplicáveis e pessoas incomparáveis" (Fernando Pessoa).

Um novo espaço

Por Tatiana Viana Maciel

O estágio da adolescência é marcado por inúmeras transformações fisiológicas, corporais, comportamentais, sociais, afetivas e psíquicas. O meio social tem grande importância para o desenvolvimento no período da adolescência, uma vez que o indivíduo está mais sujeito às influências e ações do meio social.

Eu, como enfermeira de uma Equipe de Saúde da Família, fui procurada pela diretora de uma escola pertencente à área de abrangência da mesma, a qual estaria buscando ajuda da equipe para lidar com os adolescentes desta escola, visto que estava encontrando muita dificuldade de estes adolescentes participarem de certas atividades escolares.

Após uma longa conversa com a diretora buscando entender o problema em que a mesma estava se encontrando, cheguei à conclusão de que os adolescentes estavam se sentindo infantilizados diante das estratégias utilizadas pelos professores, ocasionando evasão de algumas atividades escolares e até mesmo da escola.

Refletindo sobre a situação e o espaço que a escola oferecia para tal clientela, pude observar que a escola possuía apenas uma brinquedoteca e os adolescentes não a frequentavam por considerá-la infantilizada e, ao mesmo tempo, não tinham um ambiente onde pudessem desenvolver suas potencialidades.

Foi então que tive a ideia de criar um espaço onde os próprios adolescentes pudessem opinar sobre a sua composição, com uma caixinha de sugestões onde os adolescentes sugeriam os temas das atividades educativas que seriam trabalhadas pela nossa Equipe de Saúde da Família. A criação deste espaço proporcionou uma vivência social e educativa que valorizou o jovem como sujeito ativo e responsável.

Foi uma experiência incrível, em que tivemos a participação de quase a totalidade dos adolescentes da escola, e a ideia foi repassada para outras escolas do município, então pudemos observar que relações colaborativas podem transformar as limitações em possibilidades.

Como experiência da criação deste espaço, posso afirmar que a assistência humanizada minimiza os impactos sociais, pois a equipe, além de valorizar a competência profissional, está disposta a ouvir e compreender as necessidades que a clientela sinaliza, buscando respeitar suas características de forma integral.

O melhor lugar é a casa da gente

Por Edileuza Bezerra de Almeida

Sempre tive vontade de atuar nos domicílios, e em uma tarde de segunda-feira, no início de janeiro de 2010, iniciei as atividades realizando a admissão de um idoso (FMS) com tétano no Programa de Internação Domiciliar (através da portaria 2029/2011, o mesmo foi habilitado como SAD – Serviço de Atenção Domiciliar).

O cliente (FMS) no outro dia foi para sua residência. Dessa forma, iniciamos o plano terapêutico do mesmo, onde cada profissional institui a sua conduta. Como faço parte da equipe multidisciplinar matriz (um processo que apresenta o complemento de saberes, a colaboração, a aceitação de limitações, o reconhecimento e a contribuição do saber do outro, assim como a interação das várias disciplinas) a indicação foi: visitas semanais que, ao final, aproximam a instituição à realidade do usuário, ao qual está atendendo. Como os demais instrumentos, a visita domiciliar não é exclusividade do assistente social: ela é realizada quando o objetivo é analisar as condições sociais de vida e de existência de uma família ou de um usuário, pois é esse olhar que determina a inserção do Serviço Social na divisão social do trabalho.

Ressalto que é importante que os trabalhadores tenham a exata compreensão do espaço singular e diferenciado em que está se desenvolvendo o seu trabalho, pois o mesmo é um espaço ético. E a casa possibilita um novo espaço de cuidado que pode remeter a uma identificação e proximidade do cuidador para além da função técnica e da instituição hospitalar. Este novo local permite um leque de opções na produção do cuidado e uma maior autonomia para a família do usuário.

A principal vantagem desta modalidade de trabalho é o fato de estar e de cuidar na família e no domicilio, que passam a ser vistos como influenciadores na melhoria da qualidade de vida do paciente e dos envolvidos no processo, evitando que o doente perca o vínculo familiar e seu meio social e cultural.

É preciso que, aliado às concepções necessárias ao desenvolvimento do cuidado, seja entendida a especificidade do contexto domiciliar, a qual abrange os aspectos econômicos, sociais e afetivos da família; os recursos que dispõem, tanto materiais quanto humanos; a rede social de apoio; as relações que estabelecem dentro e fora do domicílio; o espaço físico; as condições de higiene e segurança da casa; tudo o que envolve o paciente e sua família.

Esta instituição passou por significativas mudanças em sua organização, decorrentes de diversos fatores, como a industrialização, a urbanização, a precarização do emprego, o surgimento da nova pobreza, etc., o que provocou inúmeras dificuldades e desafios para o exercício de suas responsabilidades. Os modos de vida nas famílias contemporâneas vêm se transformando, num tempo histórico e social, criando novas articulações de gênero e de gerações, elaborando novos códigos e, ao mesmo tempo, mantendo um certo substrato básico de gerações anteriores. A condição da pobreza crescente acarreta a utilização de novas estratégias para lidar com a mesma, que são, por sua vez, atravessadas por fatores como as relações de gênero e geração que modificam os referenciais de sociabilidade atualmente presentes entre as gerações pobres urbanas.

Ao abordar esta temática, não se pode dissociá-la de sua abrangência e complexidade, inclusive devido à pluralidade que hoje a família apresenta, posto que no debate contemporâneo não se pode mais falar de família (no singular). A partir das diversidades, o eixo do discurso deve ser famílias (na pluralidade).

O debate sobre o papel das famílias em suas funções protetivas, bem como a capacidade que estas têm de efetivá-lo, seja individualmente, seja em parceria com o Estado, é cada vez mais vigoroso. Para discuti-lo, é essencial situar este grupo no âmbito das Políticas Sociais.

Considerando que o SAD/HGT, enquanto política pública de saúde, desponta como um serviço de atenção substitutiva ou complementar, possibilita também a desinstitucionalização e a ampliação da autonomia dos usuários. Assim, prestamos uma assistência ao idoso de acordo com nossas limitações, haja vista a redução dos riscos de infecção hospitalar, a redução dos custos de tratamento, prestando a FMS uma assistência mais humanizada em seu domicílio, e a internação durou 30 dias, com grandes vantagens do ponto de vista social e emocional, favorecendo ações de prevenção e controle deste agravo, como também uma melhor qualidade de vida para os sujeitos e coletivos em consonância com o SUS

Agradecemos as nossas conquistas

Por *Thelma Glasser Marques Carreira Gomes*

Durante minha prática profissional, vivenciei momentos bons e ruins no que diz respeito à humanização. Confesso que os momentos ruins nos marcam profundamente. Mas acredito que os exemplos de humanização que vivenciei devem ser ressaltados para servir de exemplo para os demais profissionais.

Sempre considerava que os colegas do meu trabalho estavam mais preocupados com eles mesmos, esquecendo o paciente como foco central, mas chegou à minha unidade um paciente jovem, com traumatismo raquimedular, tetraplégico, traqueostomizado e dependente de ventilação mecânica, que fez com que mudasse este conceito.

O estresse do contato inicial, a terapia demorada, a ajuda para realizar a terapia com a prancha ortostática, tudo foi sendo modificado pela união da família com os profissionais envolvidos. Os procedimentos eram interligados entre os profissionais, fazendo com que o paciente e a família se sentissem bem assistidos. O calor humano era sentido por todos os profissionais, todos se colocavam no lugar do outro, mesmo na correria do plantão.

O filho pequeno era levado ao McDonalds pelos profissionais de folga ou fora da assistência, pois ele sentia-se abandonado pela mãe, que somente "gostava do seu irmão mais velho". Era uma família americana, e no dia de Ação de Graças deles, como não poderiam trazer velas e acendê-las no hospital, os profissionais da unidade apagaram as luzes do quarto e acenderam lanternas, cada um da equipe foi passando a lanterna e dizendo palavras de força e coragem e agradecendo pelas conquistas de mais um ano.

A união da equipe no cuidado a este paciente, o apoio da equipe a sua família e a assistência integrada nestes anos todos me chamaram a atenção. Questionei-me muitas vezes por que não conseguimos realizar esta atenção a todos os pacientes, dessa forma integrada, mas acredito que a realizamos todos os dias, com pequenos gestos.

Afinal, o que é humanização?

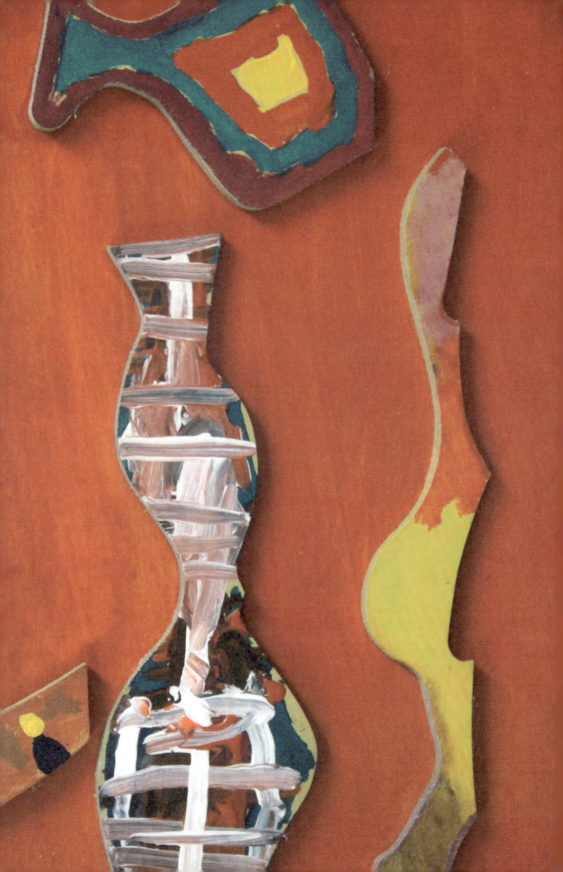

Humanizar é estar comprometido

110

Humanizar é estar comprometido

Por Júlio Eduardo Fernandes de Araújo

Minha experiência foi com uma usuária que veio marcar um exame na SESAP, e ao saber que não poderia dar entrada, pois o seu cartão do SUS e seu domicilio eram do interior do estado, jogou todos os documentos no chão e começou a gritar e chorar. Eu fui até onde ela estava e comecei a conversar, explicando todo o processo dos procedimentos. Ela foi se acalmando e me relatou que já vinha de outros lugares e não conseguia marcar aquele exame. Nesse momento foi muito importante dar uma atenção melhor para aquela usuária do SUS, que necessitava muito daquele exame e até então ninguém lhe informara como ela deveria proceder. Mas através de contato com o operador no seu município, resolvemos o seu problema através de fax.

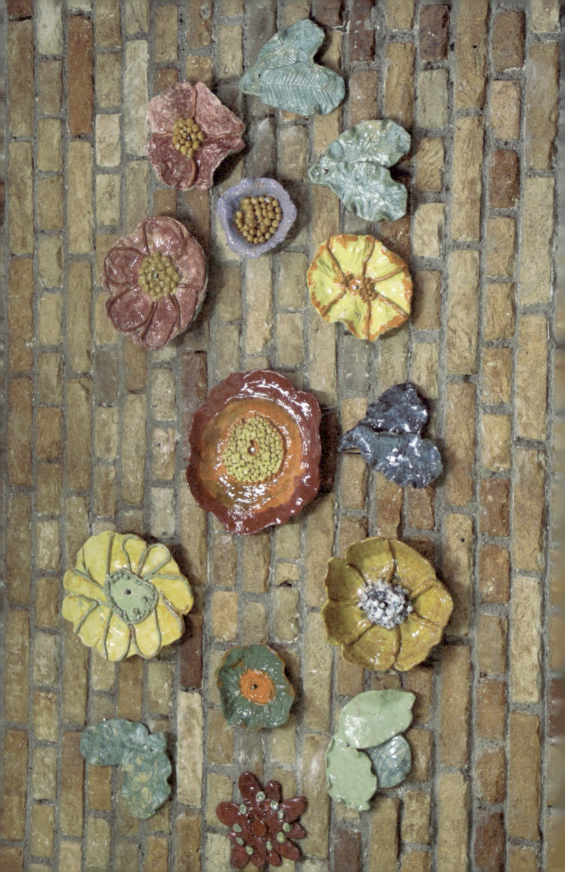

Humanizar é cuidar

114

Abraço de um braço só

Por Neiva José da Luz Dias Júnior

O cliente deu entrada no hospital com indicação cirúrgica para desarticulação interescapular por conta de um câncer ósseo, e os médicos realizaram seu trabalho perfeitamente, com toda frieza cirúrgica necessária. Finalmente, o pós-operatório no lugar mais crítico e estressante do Hospital, a Unidade de Terapia Intensiva. De quem seria o trabalho repetitivo e maçante de, com *todo o cuidado do mundo*, realizar a limpeza e a troca daquele curativo enorme? Dos enfermeiros assistencialistas e residentes de enfermagem!

Após uma longa internação (mais de 30 dias, somente em UTI), primeiro intubado sob ventilação mecânica, depois traqueostomizado, sucessivas trocas de curativo (regadas a analgésicos, porque a dor local era muito grande), muitas discussões e divergências sobre qual curativo interativo usar, retorno ao bloco cirúrgico para desbridamento, porque a conduta com antibioticoterapia estava incorreta (observação feita pelo residente de enfermagem, que incansavelmente tratou daquela ferida), apoio psicológico e melhora da autoestima, pois o cliente em questão ficou, sim, mutilado, o paciente recebeu alta.

Enfermeiros, quando vocês se sentirem inferiorizados porque sua parcela de colaboração foi o curativo, saibam que depois de cicatrizado o paciente voltou ao hospital e, ao me ver andando pelo ambulatório, correu ao meu encontro (abraço de um braço só) e agradeceu.

Durante suas orações ele deve ter agradecido aos médicos que o operaram, mas foi a mim, quem *cuidou* dele na consciência da dor, um enfermeiro, que recebeu aquele abraço de agradecimento, e a visão daquela expressão de felicidade no rosto dele não tinha preço.

Enfermeiro, seu cuidado é valiosíssimo, aperfeiçoe sua técnica sem jamais esfriar diante da grandeza da vida e do respeito pelo próximo. Trabalhe pelo salário, mas também pelo prazer de um agradecimento.

Humanizar é cuidar da vida desde o começo...

Por Marina Leite Souza

No Centro de Saúde onde eu trabalho, por muito tempo aconteciam grupos de gestantes. Eles aconteciam mensalmente, no auditório da ULS, e eram destinados a todas as futuras mamães que residiam ou trabalhavam no bairro Agronômica. Geralmente estes grupos eram conduzidos por uma enfermeira e eram convidados profissionais de outras áreas para participarem. No entanto, apesar do grande esforço dos profissionais envolvidos e dos agentes comunitários que ajudavam na divulgação, havia pouca adesão por parte das gestantes. Desta forma, com o tempo, esta atividade parou de acontecer.

Então, nas reuniões de equipe começamos a discutir o que poderíamos fazer para criar e fortalecer um novo grupo. Foi pactuado com as agentes de saúde que elas iriam conversar com as gestantes para tentar descobrir os motivos que as impediam de participar do grupo, o que poderia ser melhorado e levantar temas de interesse.

A partir desta pesquisa, percebeu-se que a maioria relatou a distância entre o Centro de Saúde e suas residências como o principal empecilho para a participação. No primeiro momento, a ideia de criar um grupo na própria comunidade foi rejeitada pela equipe, pois isso demandaria um esforço maior por parte dos profissionais, que teriam que se deslocar e sair do ambiente da ULS. No entanto, percebeu-se que as nossas gestantes também passavam pela dificuldade do deslocamento e, além disso, tinham as particularidades da gestação.

Assim, as agentes de saúde comprometeram-se com a criação de um grupo que aconteceria na própria comunidade. Elas ficaram como responsáveis por procurar um local, levantar temas de interesse e convidar os profissionais. Além disso, empenharam-se na arrecadação de brindes para oferecerem às participantes.

Hoje, o grupo organizado pela minha equipe de saúde reúne um número de gestantes superior ao que acontecia no auditório do Centro de Saúde, que era destinado às quatro equipes de saúde. Além disso, constata-se que as participantes se mostram bem satisfeitas e auxiliam nas discussões.

Percebe-se que, com as reuniões acontecendo na comunidade, as nossas gestantes sentiram-se mais valorizadas, respeitadas e acolhidas. Desta forma, conseguimos contemplar a maternidade e a gestação de maneira mais abrangente, favorecendo o cuidado interdisciplinar.

Uma história de cuidado com a vida

Por Cássia Rozária da Silva Souza

Certa vez, uma auxiliar de enfermagem (hoje profissão modificada com curso complementar para técnica de enfermagem), disse-me algo que me tocou sensivelmente: ela trabalhava na Santa de Casa de Misericórdia de Manaus (instituição esta, secular, e já há uma década fechada, infelizmente, pois lá se prestou assistência a muita gente necessitada), na madrugada, ela percorria os leitos da enfermaria onde estava trabalhando para verificar se algum paciente estava precisando de algo, e em algumas das vezes, havia idosos que, pela debilidade digestória ou por determinada patologia, apresentavam evacuações frequentes. Certa noite, deparou-se com um idoso que estava apresentando muitas eliminações, e a certa hora ela pediu ajuda às outras profissionais que estavam no plantão para auxiliar na limpeza e troca de fralda. Ninguém quis ajudar. Alegaram que iriam ver 'isso' pela manhã. Ela continuou fazendo sozinha os cuidados com o idoso. Quando ela me contou isso, pude ver, mesmo naquela época (estava ainda no ensino médio, era 1988), como aquela atitude fazia diferença.

De família humilde e pouca convivência social, imaginava como seria aquele universo de pacientes, enfermeiros, cuidados, medicamentos, etc. Porque aquela mulher sacrificaria horas de sono tão preciosas (ela tinha três empregos para sustentar a família) se outros podiam fazer aquele serviço. Lembro, ainda, que naquelas palavras não havia mágoa ou revolta. Havia indignação pelo descaso dos colegas em negar os cuidados com os pacientes. Lembro também de uma coisa que ela disse: "quando você vai fazer uma coisa, mesmo se você não queira fazer ou não goste de fazer, procure fazer direito, faça bem feito". Disse ainda sobre ter respeito e consideração pelos outros.

Mesmo tendo passado vários anos, sempre me lembrava daquelas palavras. Quando estava de plantão e vinham, no meio da madrugada, bater na porta do conforto me chamar: "enfermeira, o paciente do leito tal não tá bem...", lembrava daquela frase e me levantava dizendo: "tô indo". Mesmo tendo sido identificado por um número, sabia que, naquele leito, havia um indivíduo que, não por vontade própria, estava lá por precisar de algo a mais. Esse a mais eu poderia oferecer ou intermediar, fosse para amenizar um mal-estar, uma dor, ou para dar uma palavra de esperança. Já se passaram vários anos, mas diariamente me lembro daquela frase e daquela Mulher (tive a grata oportunidade de chamá-la de Mãe). Tento, todos os dias, passar a mesma ideia aos meus alunos: se vão fazer, façam bem feito!

Mãe de primeira viagem

Por Cristiana Mara Bonaldi

Vou contar uma experiência acontecida na Unidade de Saúde Thomaz Tomasi, bairro Bonfim, Vitória/ES. Trata-se da construção de um grupo de gestantes, mais especialmente, gestantes jovens e de primeira gestação. Este grupo tem como objetivo promover a aproximação entre as gestantes e os profissionais da Unidade de Saúde, numa tentativa de garantir um acompanhamento mais próximo da gestação, do puerpério e da saúde do bebê.

Encontramo-nos semanalmente. Cada semana trabalhamos um tema. Não se trata de aulas, mas de rodas de conversa onde os profissionais da US abordam temas relacionados a gestação, parto, puerpério, primeiros cuidados com o bebê, e as gestantes, bem como outros profissionais que, por ventura, se encontrarem no grupo, fazem perguntas, contam experiências, discordam... A ideia é priorizar o diálogo entre os participantes.

Percebemos, ao mesmo tempo em que as gestantes vão se sentindo mais à vontade com os profissionais, que estes vão sendo convocados a sair do seu núcleo técnico de trabalho e a lidar com a complexidade das experiências trazidas pelas gestantes.

Ao final, no último encontro, procedemos uma visita à Pró-Matre, nossa maternidade de referência. A visita tem como objetivo aproximar as gestantes dos profissionais da maternidade, tirar dúvidas com relação aos procedimentos a serem realizados e, também, desmistificar medos, receios construídos com relação ao atendimento e à infraestrutura da maternidade.

Ao conhecerem o espaço, os profissionais, as instalações e terem contato com mães que já tiveram bebês ali, as gestantes relatam terem ficado mais seguras com relação ao momento do parto. Foi detectada uma diminuição de faltas às consultas de pré-natal das gestantes que passaram pelos encontros e uma maior confiança destas com relação à Unidade de Saúde. Os profissionais, por sua vez, parecem ter conseguido fazer um vínculo diferente com estas mulheres e seus filhos.

121

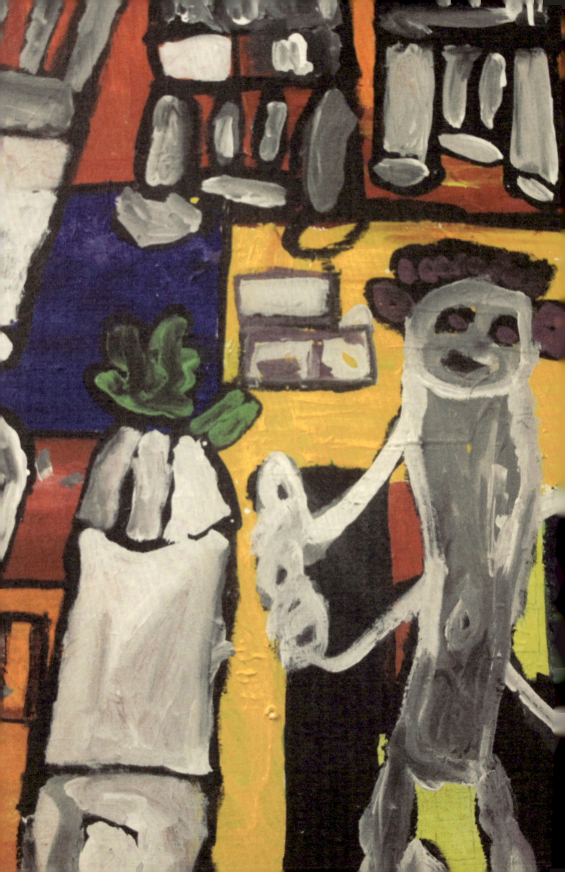

Humanizar é cuidar do profissional

124

Humanizar é cuidar do trabalhador

Por Mércia Fernandes Santana Matos

Eu não tive condições de comparecer à aula sobre Competência Emocional justamente por motivos emocionais. Tive dificuldades para conciliar minha rotina de estudo, minhas responsabilidades no trabalho, minha atuação como preceptora no PET-Saúde, minha vida de mãe e dona de casa, e meu organismo entrou em estafa e precisou de uns dias de repouso. Meu clínico geral passou-me um sermão, por eu ter estudado todo o período das férias, oportunidade única para repousar e desligar-me um pouco das responsabilidades.

Quando eu fiquei sabendo do tema da aula, realmente achei incrível e vi a necessidade de uma reflexão mais profunda da minha rotina. Realmente costumo me dedicar inteiramente aos meus objetivos, mas estou empenhada em tantos projetos diferentes, que devo ter a consciência de que não é possível ser 100% em todos eles. É preciso saber conciliar o meu tempo. É quando eu me lembro das competências profissionais aprendidas nesse curso, sem a pretensão de criar uma tese contra, mas eu sinto que é preciso uma reflexão mais humana acerca delas.

É preciso ter também competência emocional para ser um bom profissional, sim! Como também para ser uma pessoa equilibrada, e em meio a tantas atribuições e responsabilidades no trabalho, conseguir ter qualidade de vida. O que penso é que esse perfil esperado do profissional é plausível, mas precisa ser permeado o tempo todo de humanização. Humanizar o atendimento, sim! Mas humanizar as condições de trabalho dos profissionais, também! Será que se os profissionais fossem vistos também de maneira integral em suas necessidades e tratados como humanos, e não como super-heróis do SUS, já não teriam um perfil mais humano, e reconheceriam naturalmente o usuário como um ser integral, focando suas ações nas reais necessidades de saúde de sua comunidade?

Encontrei no texto de Fernandes e cols. (2012) que o profissional precisa de qualidade de vida, porque interfere diretamente na qualidade do cuidado por ele prestado. Contudo, poderíamos pensar na qualidade de vida do profissional não só como um investimento na qualidade de sua assistência prestada, mas como um direito que lhe assiste de ser visto como o usuário é, com direito à integralidade, à humanização. Isso já traria contribuição para o perfil de profissional desejado, sendo mais humano, inteiro.

Fernandes aponta a necessidade de se definirem políticas públicas volvidas para as condições de trabalho dos profissionais da ESF. Já que "a melhoria das condições de vida e de trabalho desses profissionais pode gerar um impacto positivo na saúde, tanto dos enfermeiros quanto da população por eles assistida".

Humanização no processo de trabalho

Por Fabíola Rossi Paziani

Um hospital de grande porte inovou a forma de se fazer seleção para ingresso de técnicos de enfermagem, estabelecendo avaliação formativa durante as dinâmicas de grupo que são realizadas entre as exposições de conteúdos e avaliação prática. O que esta iniciativa mostra é que a intenção de um trabalho integrado já existente no hospital deve estar presente desde o processo de seleção, no qual eles aprendem, ensinam e compartilham experiências que fazem a diferença no trabalho diário.

Muitas vezes, ali se formam amizades que podem favorecer a inserção dos mesmos no novo ambiente de trabalho e fortalecer os vínculos, beneficiando também a instituição. Nesse processo ainda notamos a necessidade de ajustes, até porque o projeto inicial avançaria para um ingresso qualificado que ainda não aconteceu como prevíamos. Acreditamos que esse seja o caminho e que os imprevistos não nos tirarão a vontade e a força de lutar. Como nos ensinou Nita Freire: vamos radicalizar!

Será mesmo tempo perdido?

Por Maria Teresa de Oliveira Feitosa

Resolvi não fazer um relato de alguma de minhas experiências sobre humanização, e sim expressar minha opinião sobre o tema: *"vegetalizar a botânica"*, que me fez refletir se é possível *humanizar o humano*.

O homem deve pensar que, além de educação, a humanização deve se desenvolver com o exercício da empatia. Devemos estimular a fazer com o outro aquilo que queremos que façam conosco, independentemente de qualquer coisa (raça, condição econômica e social). Pois quando nos deparamos com o mundo real, os enfrentamentos nos questionam sobre o que é humano e até que ponto o somos. No dia a dia da enfermagem, que é a minha realidade, vejo sempre a cobrança para que nós, cuidadores, sejamos humanos. Temos a mecanicidade e as rotinas que muitas vezes engessam as nossas práticas, distanciando nossas atitudes da verdadeira humanização e nos expondo aos erros.

Mas fica o questionamento, como podemos ser humanos, se o dia a dia nos leva a comportarmo-nos como máquinas, com metas a cumprir, controle de gastos, etc. E em contrapartida temos uma remuneração insuficiente, que nos faz assumir várias atividades para completarmos o orçamento, gerando exaustão devido a poucas horas de descanso entre elas, e as outras cobranças particulares: filhos, cônjuges, atividades acadêmicas. Já nossos clientes, muitas vezes alheios a tudo que os cercam ao chegarem no ambiente hospitalar, querem com máxima urgência a solução de seus problemas, mesmo que estes sejam desproporcionais à maneira como são expostos à equipe.

Daí, o tempo para que haja atitudes humanas é reduzido. Pois perde-se tempo em conversas não objetivadas ao tratamento. Essa conversa passa a ser considerada com intromissiva e desnecessária. Conflitos são gerados, problemas mascarados e o humano em nós sufocado sem que ao menos tenhamos dado a chance de ele fazer seu último apelo: tentar ser o outro em nós.

129

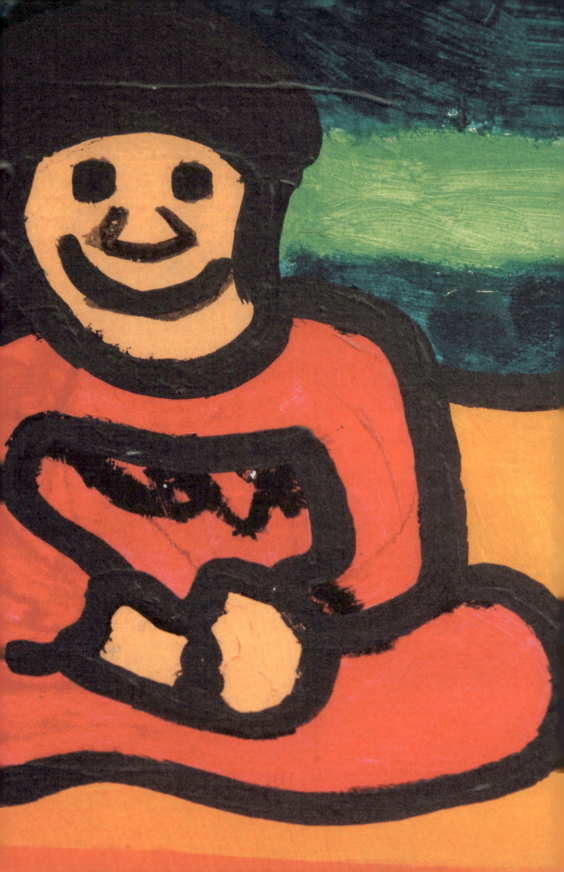

Humanizar é demonstrar empatia

Competências emocionais para a assistência

Por Rosa Maria Natalli Montenegro

No momento, passamos pelos sabores ou dessabores da relação humana. Quando falamos então do campo da saúde, ora somos os autores da história, os protagonistas, aqueles tipo ator principal que pode se achar todo-poderoso e tomar a cena. Vou explicar melhor: é que às vezes como profissionais de saúde, de tão técnicos que somos, esquecemos de praticar a competência emocional, que é tão importante para o tratamento do paciente e conforto dos familiares.

É claro que prezo muito a capacidade de empatia do profissional da saúde, e acho mesmo que esta seja uma de suas principais características. Acredito que venho trabalhando para aprimorá-la na minha prática profissional e de conseguir transmitir sua importância aos alunos em campos de estágio e ao mesmo tempo tentar despertar neles, ainda tão jovens, a capacidade da resiliência, até como forma de protegê-los para o enfrentamento de situações às vezes tão duras.

Eu, como profissional da atenção primária, onde sempre me dediquei e sempre busquei estudar as tecnologias "leves", posso me considerar feliz com os sucessos que já tive nestes anos de profissão praticando o cuidado de pessoas com diálogo e escuta. Mas, como aprendemos nas aulas: nada melhor do que se colocar no lugar do outro para sabermos realmente reconhecer os seus sentimentos.

Foi exatamente assim que me senti quando estive do lado de lá em uma unidade de tratamento intensivo acompanhando a minha mãe durante eternos e terríveis 13 dias. Apesar de ser profissional de saúde, eu estava lá apenas como filha e pude sentir muito de perto as experiências de desumanização que às vezes nos fazem perder as esperanças no ser humano, mas por outras vezes, apenas com o olhar cúmplice ao nosso sofrimento, profissionais de saúde tinham a capacidade de nos tornar mais fortalecidos para enfrentarmos dias tão difíceis. Portanto, em qualquer que seja a área de atuação destes profissionais, as competências emocionais devem ser adquiridas e contempladas por nossos currículos de graduação, e não esquecidas no aprimoramento profissional.

Empatia é sentir
o que o outro sente
Por Veruska Faria Barbosa

Durante quatro anos fui professora da disciplina de Estágio Supervisionado em Fonoaudiologia I, que era a aplicação da prática terapêutica em crianças com paralisia cerebral. A prática terapêutica acontecia em um abrigo público, as crianças atendidas durante o estágio eram abandonadas, desprovidas do convívio familiar e tinham paralisia cerebral de diversos graus e tipos. Alguns fatores do campo de estágio, como o aspecto das crianças referente à postura física e forma de alimentação; postura profissional das cuidadoras e condições de higiene do abrigo e das crianças, causavam nos alunos sentimentos de medo, repulsa e muitas vezes nojo, levando-os a fazer um atendimento medíocre somente para cumprir tabela, sem estabelecer uma interação com seus pacientes e sem avanço terapêutico. Muitas vezes, os alunos nem acreditavam na eficácia do tratamento e assim atendiam por atender.

Incomodada com o comportamento dos alunos de uma determinada turma, após várias tentativas sem êxito para mudar essa situação através de cobranças para adequação do conteúdo para terapia e da postura profissional, tomei algumas atitudes.

Assim, resolvi tentar sensibilizar os alunos para a história de vida dos pacientes, fiz o estudo dos prontuários do serviço social e psicologia do abrigo onde havia o relato de vida de cada um. A leitura dos prontuários causou muito impacto nas alunas, visto que leram coisas que consideravam impossíveis de acontecerem na vida real, o que já provocou uma mudança no olhar para as crianças.

Em relação à higiene das crianças, as alunas culpavam as cuidadoras do abrigo, e apesar de elas terem uma parcela de culpa, não adiantava culpá-las sempre sem entender realmente seu trabalho. Assim, durante dois dias de estágios, a tarefa foi observar, avaliar e dar sugestões para as cuidadoras melhorarem seu trabalho. O cenário mudou a partir da observação, já que as alunas perceberam que era difícil para as cuidadoras realizarem perfeitamente as regras de higiene e alimentação para 13 crianças paralíticas cerebrais no período de hora, e também passaram a entender aspectos institucionais do trabalho das mesmas. Assim, fizemos várias oficinas e rodas de conversa com as cuidadoras sobre como elas viam as crianças, como elas poderiam ser mais eficazes na realização de seu trabalho e que alternativas poderiam lançar mão para ter melhor qualidade. Tivemos mudança positiva na relação das cuidadoras com as crianças, com a realização de seu trabalho e com as próprias alunas.

Partindo para a aplicação de estratégias fonoaudiológicas para alimentação das crianças paralíticas cerebrais, sugeri que durante duas sessões o plano de atendimento de cada aluna fosse aplicado na colega, onde elas teriam de assumir a postura física das crianças, assim como postura ao se alimentar. Nessa dinâmica, consegui fazê-las sentir o que as crianças sentiam quando não havia cuidado com as posturas adequadas e com a escolha de estratégias coerentes e individualizadas. Houve mudança no atendimento e na evolução no quadro terapêutico das crianças.

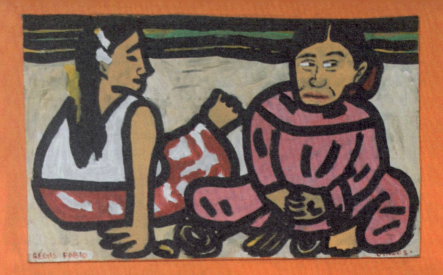
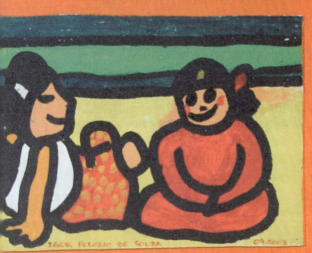
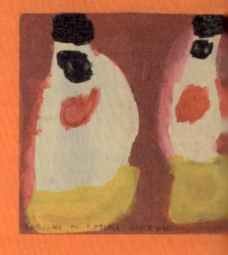
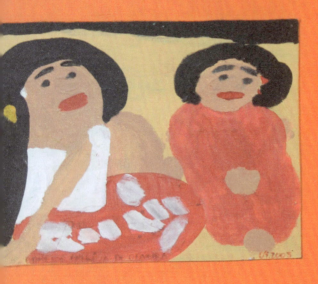
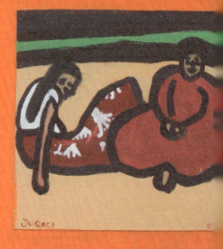

Humanizar é envolver-se

138

Humanizar é envolver-se

Por Elânia de Araújo Queiroz

Era aproximadamente 10:40 h da manhã, após retornar de uma atividade educativa realizada na escola juntamente com a odontóloga, a auxiliar de consultório dental (ACD), seguia em direção à unidade de saúde quando foi abordada por um usuário muito tenso e preocupado como o estado de saúde atual de sua esposa: "Preciso de uma visita da médica para minha mulher que só fala em morte desde que nossa filha morreu, não posso fazer mais nada, não posso sair de casa nem trabalhar por causa dela que só fala em suicídio".

A técnica não esperou chegar na unidade, ligou imediatamente para a técnica de enfermagem informando o ocorrido e a necessidade de uma visita domiciliar para aquela usuária. Nesse mesmo momento a médica da unidade foi informada quanto à situação e as duas profissionais, convencidas da necessidade e urgência daquela visita domiciliar, seguiram para a residência da usuária.

Ao chegar no local, a médica fez o atendimento da paciente, após a escuta e avaliação, fez a prescrição necessária. As três profissionais, médica, ACD e técnica, envolveram-se com aquela situação e, sabendo da impossibilidade daquele esposo deixar a mulher sozinha em casa, como também de toda dificuldade em relação à aquisição daquela medicação (burocracia no cadastro), tentaram contribuir de todas as formas para agilizar a obtenção do medicamento prescrito, tão urgente naquele momento.

A ACD, na tentativa de ajudar e agilizar a chegada daquela medicação, ligou para seu esposo, que trabalha próximo ao local de distribuição do medicamento, porém não obteve êxito, já que para a liberação daquela medicação seria necessário um cadastro.

As três profissionais totalmente envolvidas na situação, sabendo de todas as dificuldades daquela família, deixaram de lado seu horário de almoço e seguiram rumo à Secretaria de Saúde, na tentativa de resolver aquele problema, e mesmo com todas as dificuldades encontradas, conseguiram resolver a situação com êxito, voltando para a casa da paciente com sua medicação.

Porém, não bastaria entregar aquele remédio, essas profissionais estavam diante de uma família de baixa renda que, em decorrência da situação, encontrava-se passando também por dificuldades financeiras, uma vez que o provedor do lar estava impossibilitado de realizar suas atividades de catador de lixo devido ao quadro atual da esposa. A família sobrevivia apenas com o benefício recebido do bolsa-família e a solidariedade da vizinhança.

A médica da unidade, percebendo o estado fraqueza daquela senhora e sabendo da urgência de uma intervenção naquele momento, percebeu que não poderia aguardar o cadastramento posterior em algum programa, a exemplo da cesta básica, como também o marido voltar a sua atividade para sustento familiar, e aquela situação exigia uma atitude no momento exato, uma ajuda imediata. Diante disso, a médica chamou a vizinha e entregou a ela uma certa quantia em dinheiro, orientando-a e pedindo que comprasse alimentos para aquela senhora que se encontrava não apenas emocionalmente, mas também fisicamente debilitada. Em seguida, ainda no mesmo dia, a situação foi repassada para a psicóloga, a nutricionista e a assistente social, para que a usuária pudesse receber a assistência integral da equipe multiprofissional.

Diante do ocorrido, percebemos o envolvimento, o comprometimento de toda uma equipe com a situação exposta. Essas profissionais poderiam ter realizado um atendimento rotineiro, sem muito envolvimento, poderia ser mais uma visita domiciliar da médica, que encerraria com a prescrição necessária e em seguida (até mesmo em razão do horário) seguiria para sua residência, afinal o atendimento teria sido prestado. Mas nessa situação, apenas isso poderia ser considerado assistência? Foi necessário ir muito além de uma prescrição, muitos fatores encontravam-se envolvidos naquela situação, aquela família precisava de muito mais que uma medicação (urgente sim, mas não tudo), cesta básica, etc.

Essa equipe demonstrou várias competências emocionais naquele atendimento prestado, uma atenção pautada em humanização no cuidar, sensibilidade, envolvimento, amor, empatia, respeito, escuta e apoio necessários, iniciativa, entre outras. Com isso, a situação teve um desfecho favorável, onde o atendimento humanizado prevaleceu!

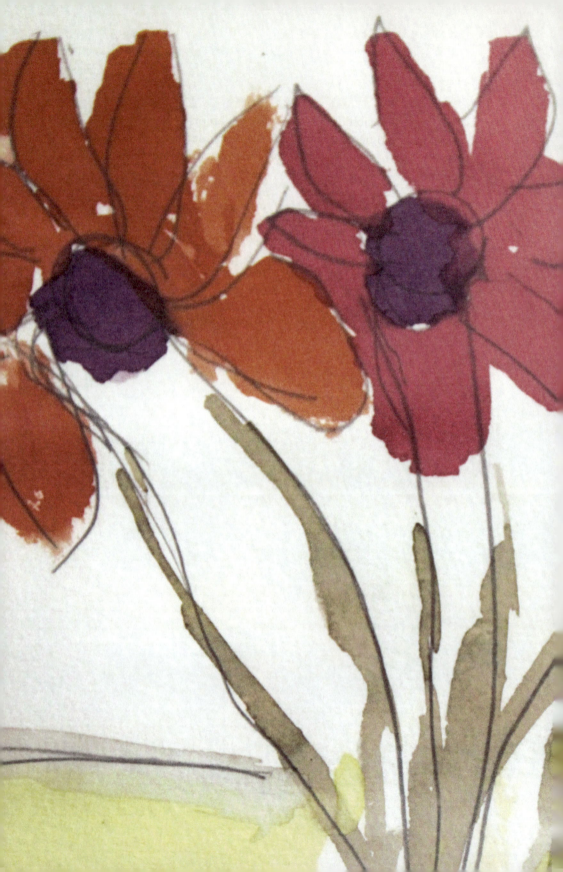

Humanizar é lembrar das pequenas atitudes

144

Humanizar com pequenas atitudes...

Por Maria do Socorro Leite B da Silva

Seria mais uma quarta-feira atendendo diversos pacientes na sala de espera está Maria Eulália, idosa, 70 anos, pequena, magrinha, cabelos brancos. Sentou-se e me pediu ajuda, chorava. O táxi a trouxe, o motorista com "pena", pois seu dinheiro não havia sido depositado, não tinha como pagar... Quantos filhos tem? Perguntei. Dois. Um está no Belém do Pará, e o outro faz transporte escolar, e ele não pôde estar agora comigo.

Vi sua pressão, glicemia, e continuei perguntando: Por que não vai morar com eles? Ainda chorando, só que mais à vontade, diz: Eles não me querem... moro num quartinho sozinha... E a senhora já comeu hoje? As lágrimas encheram meus olhos, disfarcei, anotando os dados: PA: 110 x 70, glicemia: 100, está tudo bem! Exclamei. Quer um lanche? Não, já comi. Levanto-me e saio rápido avisando que voltaria num instante. Entro no Serviço Social e peço que localizem a família. Retorno e a levo ao consultório médico. Contato a psicóloga e providencio junto com a médica um acesso venoso para hidratação.

Continuo o atendimento, mas com a D. Eulália na lembrança. Confiro sua presença na medicação e com a psicóloga. Vejo que está sob controle. Descobrimos que não há telefone nenhum para contatar a família. O dia passa, à tardinha ela bate no vidro da janela do atendimento, acenando. Ela entra e me abraça feliz. Sinto-me feliz também. A ambulância a levou em casa. Peguei meu celular e liguei para a Curadoria do Idoso e solicitei a presença de um profissional em sua residência para averiguar suas acomodações. Acredito que fui humanizada, humanizei... Não só eu, mas toda a equipe que estava ali naquele momento. Muitas vezes, bastam-nos pequenas atitudes!

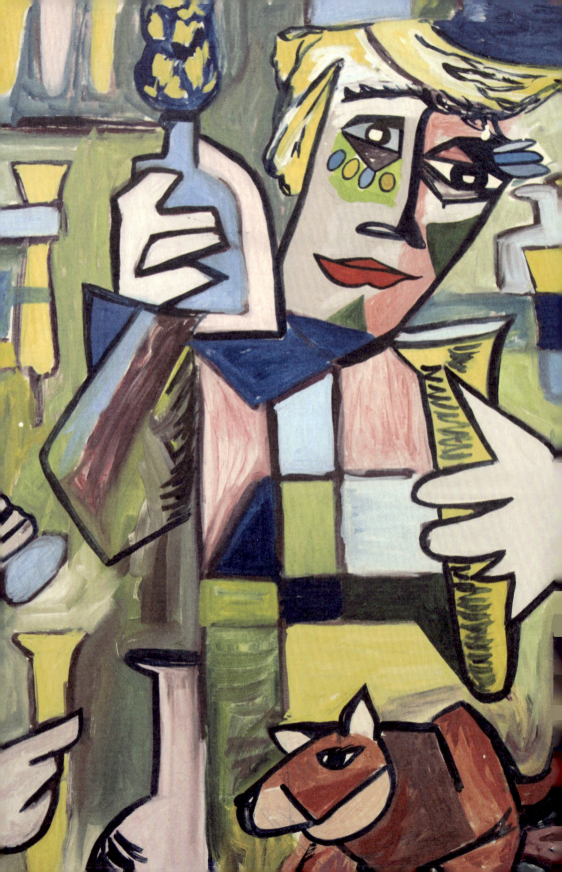

Humanizar é incluir

148

Humanizar é incluir

Por Ana Maria Tavares de Sousa

Trabalho em um centro de atenção psicossocial que cuida de pessoas com problemas relacionados ao uso e abuso de álcool e outras drogas e percebo que todo o processo de trabalho que vivenciamos vem se transformando, tornando-se mais humanizado na medida em que o acolhimento, a escuta e o respeito à autonomia do usuário do serviço fazem parte do seu cotidiano. Esse processo de humanização ocorreu desde a sua implantação, quando a equipe, depois de estagiar em um serviço que há algum tempo já funcionava dando atenção intensiva a usuários de álcool e outras drogas, decidiu não reproduzir algumas atitudes e métodos de cuidado praticados por aquela instituição, particularmente aqueles que se relacionavam à ideia de distanciamento entre os profissionais e os usuários do serviço (a neutralidade).

Percebemos, ao longo do tempo, em nossas avaliações, que tal atitude promoveu o estabelecimento de vínculos entre a equipe e os usuários, e que os espaços e a autoridade que esta equipe deve ter na condução dos projetos terapêuticos dessas pessoas foram fortalecidos com a conquista do seu respeito. Mas isso não aconteceu por acaso ou imposição: no início adotamos um projeto terapêutico em que se estabeleciam horários, modos de comportar-se e outras normas com as quais o usuário deveria se comprometer, assinando-o, para assim ingressar no serviço e iniciar seu tratamento.

Uma dessas regras determinava que ele não poderia ficar no serviço se estivesse sob efeito de álcool ou drogas. O contato com os usuários e a reflexão diária dos seus projetos terapêuticos fizeram com que a equipe concluísse que tal exigência contradizia a finalidade do serviço, que é a inclusão das pessoas com tal problemática, pois impedia o acesso ao cuidado no momento em que estas mais necessitavam de ajuda e, assim, mudou a sua abordagem, adotando novos modos de intervenção: acolhimento individualizado, suporte da família, repouso..., garantindo, pois, a inclusão, princípio fundamental da humanização.

Planejamento Educacional

Por Claudia Helena Bermudes Grillo

Algum tempo atrás recebi uma ligação telefônica de uma colega de trabalho, conhecida desde a graduação. Fiquei muito surpresa e até chocada com a solicitação feita pela colega. Ela estava grávida e atendendo uma paciente com necessidades especiais. Esse atendimento, segundo ela, trazia muito mal-estar causado pela aparência física da paciente, que não era agradável, e ela se dizia sem estrutura psicológica para continuar o atendimento, usando a gestação como agente limitador, pois ela sonhava que seu bebê nasceria como aquela paciente.

Expôs a situação e solicitou que eu assumisse o caso. Eu, que também estava grávida, não hesitei e assumi a paciente, que está até hoje sob meus cuidados, 12 anos. É um doce de pessoa, amável, tranquila, disciplinada. Tenho realmente prazer em atendê-la. E muita tristeza quando penso na postura desumanizada da minha colega. Ela perdeu a oportunidade de conviver todo esse tempo com uma família linda e que tem muito a ensinar com sua experiência de vida e sofrimentos.

151

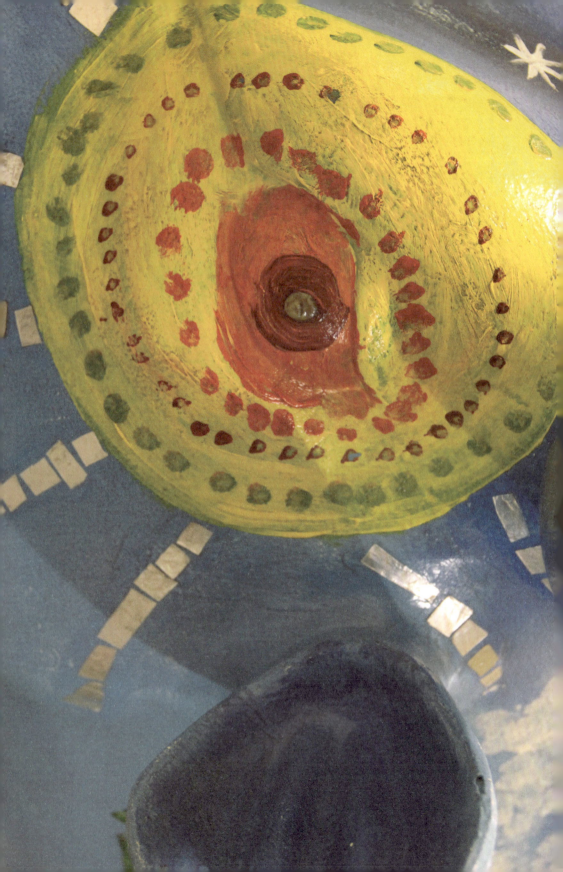

Humanizar é oferecer cuidado integralizado

154

Relato de Prática

Por Regina Coeli Japiá Mota

Trabalhei por alguns anos em um Centro de Atenção Psicossocial (CAPS) onde, como psicóloga, realizava atendimentos individuais, familiares e em grupo. Determinado usuário que acompanhava chamou-me a atenção com suas queixas de dores na cabeça, as quais atribuía à violência sofrida por parte do padrasto. Decidi ir além do descrédito, muitas vezes presente no trato com os portadores de transtorno mental, e investigar sua demanda.

Através de uma visita domiciliar, juntamente com a assistente social, encontramos sua mãe, uma mulher que vivia em condições precárias de higiene e saúde, praticamente em cárcere privado, a qual nos relatou viver em situação de violência física, psicológica, sexual e patrimonial. Percebi que apesar da crise psicótica pela qual passava o usuário do CAPS, tudo o que ele dissera era verdade! Apesar de se encontrar com a saúde bastante comprometida, o companheiro de sua mãe não permitia que ela fosse a uma Unidade Básica de Saúde e retinha o dinheiro (benefício) dela e de seu filho.

Reconhecemos que era um caso de extrema vulnerabilidade social e que necessitaríamos de um apoio interinstitucional. Das inúmeras falas que tivemos com ela, uma a marcou; a de que a partir daquele momento ela não estaria mais só, que apesar de não nos conhecer, poderia acreditar que seria ajudada e que sua vida mudaria, caso ela quisesse. E assim ela quis!

Nas semanas subsequentes acionamos serviços que envolveram a Delegacia da Mulher, a Secretaria Municipal de Assistência Social, de Saúde, além de diversas categorias profissionais do CAPS. Hoje, a família encontra-se longe da violência do passado e usufrui de todos os direitos que lhe cabem.

Este caso me trouxe inúmeras reflexões e lições, sobretudo com relação à humanização na assistência à saúde. Acredito que o atendimento das necessidades do cliente em sua integralidade, a escuta qualificada, a empatia, a consciência humanitária, o acolhimento e vínculo construído, o trabalho em rede interinstitucional, o envolvimento da equipe com a produção de saúde e autonomia, o resgate da cidadania e direitos, e o compromisso com a melhoria da vida do outro fizeram desta história um exemplo de que, apesar de tantas dificuldades, nós profissionais da saúde podemos sim ajudar a escrever novas histórias e transformar destinos.

Uma ação mais humana

Por Zena Maria Corrêa da Costa Villachá

Dona Deildes era uma dessas pessoas de olhar desconfiado. Mulher de pele branca com marcas deixadas pelo tempo, penso que vão pra mais de seis décadas, com vestígios de beleza na face. Hoje me recebe com um lindo sorriso que registrei numa foto para presenteá-la mais tarde. Traz um porte de elegância por baixo de suas muitas vestes. Mora numa casa de dois quartos, cercada de lixo e animais (gatos, cachorros, galinha e galo). Não se pode entrar, normalmente o lixo nos impede a passagem. O cheiro é peculiar de material em decomposição e fezes dos animais.

Hoje, numa ação, temos que junto a ela fazer a retirada desse material. A equipe é composta por acadêmicos de enfermagem e medicina, assistente social, psicólogo, agente de endemia, dentista e motorista do caminhão. A retirada desse lixo terá que ser feita da forma menos traumática possível, tanto para a usuária, bem como para os acadêmicos e demais membros da equipe. Para isso, contamos com a assistência do psicólogo. São tantos ratos e baratas que temos que vencer nossas próprias barreiras.

Ver uma pessoa viver em condições sub-humanas não é fácil! Faço várias fotos do antes, durante e depois da retirada de todo esse material para serem usadas pelo psicólogo no atendimento terapêutico a Dona Deildes. Para essa ação, preparamo-nos todos. A usuária concordou com o procedimento. Precisava na verdade retirar todo o lixo, mas faríamos por etapas. A solidão em que vive essa senhora viria à tona assim que o lixo fosse retirado.

Os acadêmicos podiam expor seus sentimentos nas rodas de conversa. Este caso fora anteriormente discutido e analisado em vários ângulos. Durante a retirada do lixo fizemos intervalos para tomar um refrigerante e conversamos um pouco, pensando num ação mais humana. Esta história ainda não chegou ao fim. Continuamos acompanhando. Hoje Dona Deildes já comparece às consultas, os acadêmicos prestam assistência e a equipe continua aprendendo...a interação da usuária com os acadêmicos, e destes com a equipe, está muito melhor...

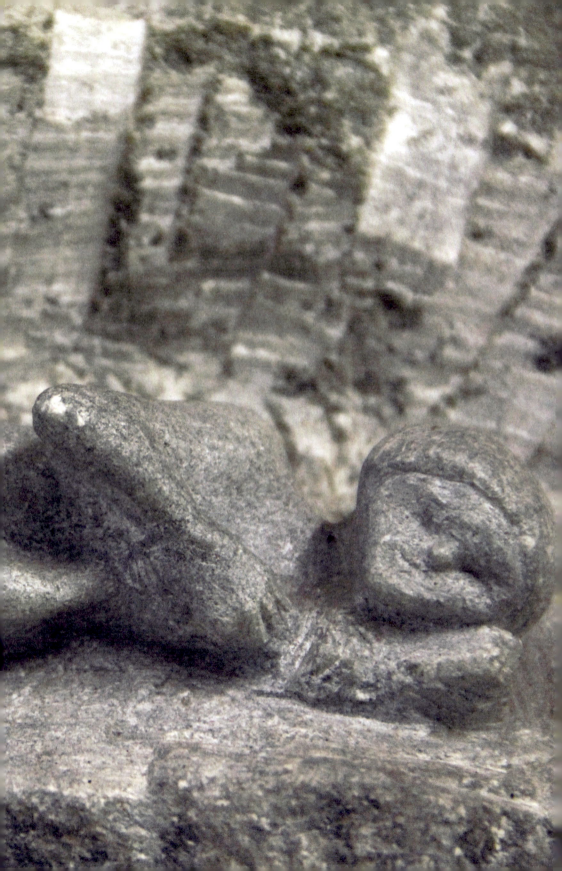

Humanizar é não julgar

160

Humanizar é não julgar

Por Ana Cristina da Silva Bezerra

Em minha atividade de enfermeira plantonista no setor de acolhimento, em um pronto-socorro em Belém, capital do Pará, onde estou sempre lidando com o público devido a "estar na porta de entrada" como aqui falamos, sempre me deparo com situações difíceis e árduas, pois há uma grande demanda de usuários com suas diversas necessidades e urgências. Um dia acolhi no plantão uma senhora a qual fazia poucos minutos que seu filho tinha sido vítima da violência urbana, que hoje se instaura nas grandes capitais em nosso País, vítima de ferimento por arma de fogo, o qual o levou à morte.

Infelizmente este jovem, na verdade, teria se envolvido em um assalto. Mesmo assim, demos escuta a esta mãe e todo apoio quanto às questões legais, sociais, psicológicas e assistenciais necessárias no momento de tanta dor. Independentemente do rapaz no momento da fatalidade estar praticando uma ação inadequada, toda a equipe multiprofissional estava atenta e respeitou a dor desta senhora. Esta vivência significa para mim que independentemente das atitudes e dos motivos que levaram o usuário a procurar atendimento, não nos cabe julgá-los e sim acolher e prestar a assistência, respeitando a singularidade de cada sujeito. Humanizar é desnudar nossos preconceitos.

Cuidar sem preconceitos

Por Laiza Deininger

Certo dia, estava em um plantão diurno cheio de ocorrências, com uma emergência lotada, diversas medicações prescritas, inúmeras aferições de pressão e vários usuários em observação. Um único médico de plantão para todo o hospital, que sempre trazia consigo seu filho estudante de medicina, e todos os procedimentos realizados eram apresentados e explicados a seu filho como se fosse uma aula expositiva, sem mesmo pedir autorização dos enfermos examinados.

Tudo corria dentro dos padrões de normalidade durante toda a manhã e tarde, contudo ao entardecer, quase final de plantão, dá entrada no hospital uma mulher com sangramento genital, queixando-se de muitas dores. O médico estava no repouso e quando foi avisado pela técnica de enfermagem, referiu que deveria ser mais um aborto e que ela aguardasse mais um pouco; 10 minutos se passaram até que o mesmo apareceu. Olhou e disse: "Vai para sala de parto fazer curetagem". A mulher quase não conseguia andar com dores, eu tentava tranquilizá-la, visto que a mesma ainda sofria de convulsões. O médico gritava da sala dizendo que não tinha o dia todo, até que a técnica de enfermagem puxou-a, fazendo com que ela acelerasse o passo até chegar à mesa de parto.

Já na mesa o médico falava ao filho: "Tá vendo.... mais um aborto", pegou a cureta e, sem anestesia, começou o procedimento. A mulher gritava de dor e ele dizia ao filho: "O útero é um órgão sem inervação, não dói...". Tentei fazê-lo mudar de atitude, mas sem sucesso. Conversei muito com a paciente, tentei acalmá-la, até que a mesma quase convulsionou, então ele parou o procedimento e disse: "Olhe para mim... se acalme, você sabe porque está aqui, então para e me deixe terminar...". Eu continuava sempre protelando e tentando distorcer as duras palavras.

Enfim, a tortura terminou, quando a usuária foi para o quarto, eu disse a ele e ao filho dele: "Independentemente de qual seja o motivo pelo qual aquela mulher deu entrada no hospital, espontâneo ou provocado, trata-se de uma vida, e eu não estou aqui para julgar ninguém. Minha assistência será a mesma para qualquer pessoa, julgamentos quem deve fazer é Deus, pois maior do que ele, ninguém...". Todos me olharam e calaram-se. No quarto a paciente me agradeceu muito e disse que sem mim teria convulsionado sem dúvidas. Saí do hospital com a certeza de que fiz o que podia para ajudá-la, muito chocada por perceber o perfil de alguns profissionais que trabalham no SUS, e questionando-me... Como uma pessoa que deveria cuidar podia fazer isso, e ainda ensinar um futuro profissional a perpetuar essa prática?

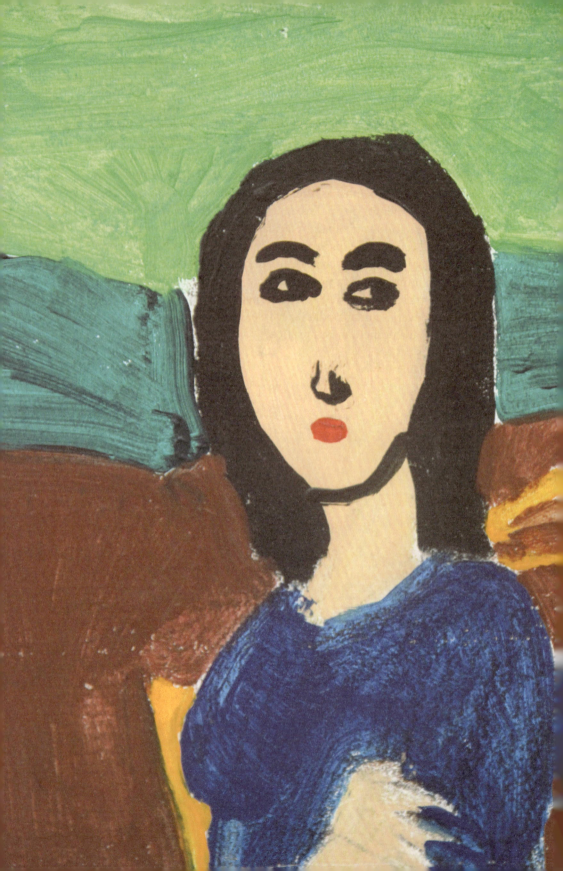

Humanizar é ouvir

166

Meu melhor bom dia!

Por Diita Fontoura

Iniciara um novo semestre, agora no hospital... Usar branco, circular por aqueles corredores enormes, as enfermarias com cheiro ácido no ar... E aquele pé direito?? Alto, tão alto que parecia não ter fim e onde os barulhos se perdiam naquelas paredes amareladas e frias...

A disciplina era reumatologia e eu deveria ver minha primeira paciente, ela estava na enfermaria A da ala feminina, segundo meu orientador ela tinha um quadro de artrite reumatoide e estava em crise.

Apesar de ser dia, a enfermaria estava escura. Encolhida num canto estava *Judite*, que me pareceu pequena, envelhecida e muito sofrida...olhei para ela, ofereci o meu melhor bom dia e um sorriso. Ela tentou se virar um pouco, mas ao perceber sua expressão de dor eu me aproximei mais e perguntei se eu poderia tocar suas mãos. Ela disse que sim e estendeu a mão pequena e disforme com marcas do tempo e da doença. Ficamos um pouco em silêncio por uns segundos, e ela começou a chorar...

Contou-me que estava ali há dez dias e que ninguém até então tinha ido visitá-la, há pelo menos três dias não falava com ninguém, "pois as enfermeiras passavam muito rapidamente, sempre com algum procedimento para fazer" e não tinham tempo nem para olhar para ela, "os médicos também conferiam aquele papel na beira da cama, davam algumas ordens e sumiam". Não tinha certeza se iria sair... Ou quando... Não tinha muita clareza de que doença tinha... Só sabia das dores, muitas dores... Eu sentei ao seu lado e ouvi, ouvi sobre as dores, sobre o medo, sobre a solidão, sobre a vontade de sair do hospital... Continuei ouvindo, sobre o gato... Sobre a novela... Até que percebi seu corpo mais relaxado, a mão que se aquecia, e aquele corpo pequeno que começava a ocupar um pouco mais do espaço da cama, ela não estava mais encolhida.

Falei que estaria por mais dois ou três momentos com ela durante aquela semana e perguntei se eu poderia fazer algo mais por ela, além do procedimento que me levou ali. Ela me disse que se eu pudesse olhar para ela sempre que eu estivesse ali, seria muito bom. Eu sorri e me despedi, combinando o retorno para o outro dia. Ao cruzar o portal da enfermaria saí sentindo meu coração aquecido ao lembrar uma lenda dos monges tibetanos, que depois de longas caminhadas solitárias pelas montanhas, ao encontrarem outro ser humano, ficavam agradecidos; pois olhavam bem nos olhos e diziam: o teu olhar confirma minha existência! Há em cada um de nós um espaço sagrado de puro silêncio, um espaço interior de serenidade e o caminho para acessá-lo é o coração, aí reside a paz tão desejada por nós.

Este encontro reverberou por toda minha vida como um certo jeito de estar no mundo.

Como fazer essa tal de humanização?

Por Eliana Moderno

O centro do conceito de humanização é a dignidade e o respeito à vida humana, enfatizando a dimensão ética na relação entre pacientes e profissionais de saúde. Como ficamos de mãos atadas quando percebemos que o fato de dominarmos um assunto não nos garante que um paciente tenha aderência a um tratamento proposto!

Certa vez atendi por alguns meses a paciente Márcia, 20 anos, cabelos louros, previamente hígida, que havia descoberto recentemente que portava o vírus HIV. Foram meses de muito trabalho para toda a equipe multidisciplinar, pois a paciente havia tido um quadro grave de insuficiência respiratória, necessitando de ventilação mecânica prolongada, sedação e uso de drogas vasoativas. Quando melhorou do quadro agudo, como consequência, evoluiu com polineuromiopatia do paciente crítico, não conseguindo elevar as pernas nem os braços do leito. Ainda por cima, desenvolveu um quadro grave de depressão que impossibilitava qualquer plano terapêutico!

Todas as tentativas de atendimento da paciente eram fracassadas por todos. Não sabia o que fazer... Resolvi conversar com a paciente e esqueci-me de minha área profissional. Às vezes achava-me uma psicóloga e assim foi. Dia após dia a ouvia, conversava e a ouvia. Sabe como a paciente iniciou o tratamento fisioterapêutico? Nas nossas conversas descobri que ela amava dançar, e pedia a ela, com uma cara bem marota, que dançasse no leito, mesmo que não tivesse força alguma, que dançasse muito, que empurrasse as costas, os braços, as pernas contra o leito, que levantasse o quadril de um lado para outro e assim foi...

Ela abraçou a causa. Dançava, rebolava, empurrava, empurrava-
-se contra o leito, mexia o quadril de um lado para o outro e ficava
quase exausta com a brincadeira. Que alegria quando chegava, no
dia seguinte, e a via toda sorridente se requebrando no leito só para
me mostrar a sua evolução. E nada de depressão...

Para quem pouco se mexia, hoje vem ao hospital nos visitar,
toda linda, jovem e feliz.

Papelada, hoje não!

Por Samilla Gonçalves de Moura

Era mais um dia de grupo de convivência de idosos, na ESF onde trabalho, quarta-feira pela manhã, dia de Terapia Comunitária Integrativa (TCI). Eu – a terapeuta que conduziria a roda – dessa vez sozinha, ou seja, sem o coterapeuta, a pessoa que auxilia o terapeuta no desenvolvimento da roda – ,encontrava-me apreensiva, pois hoje estava responsável por todas as tarefas de condução da roda. Busquei estratégias que me ajudassem a tornar leve a roda, diante das minhas várias tarefas.

Então pensei, hoje não irei registrar essa roda na ficha impressa, realizarei uma roda de TCI diferente, apenas escutarei as histórias a serem colocadas na roda, fazendo as intervenções, mas me desprenderei da parte técnica do registro. Cheguei no grupo, dei as boas-vindas, facilitei a dinâmica de acolhimento – o primeiro momento da roda de TCI, relembrei os pactos de boa convivência e continuei desenvolvendo os momentos seguintes da roda, com um detalhe – não registrei na ficha, hoje queria mesmo era estar livre de papelada para conduzir com excelência aquela roda.

No início fiquei preocupada com o tal do registro, mas depois fui percebendo, ao longo do tempo, como é interessante apenas escutar e olhar para o outro. Hoje, observei cada detalhe no olhar, nos movimentos do corpo, no entrosamento e participação daqueles idosos, refletia sobre aquilo que verbalizavam para a roda, buscava compreender a história de vida de cada um que falava, perguntava menos e os deixava falar mais. Percebi que não foi pela falta de registro que deixei de compreender os problemas trazidos e menos ainda de colocá-los na roda, no momento da problematização.

Pelo contrário, hoje a roda aconteceu no tempo previsto de 45 minutos, todos os passos aconteceram, mas pareceu bem mais tempo ao lado daquelas pessoas, pois pude me concentrar mais no ouvir, menos no escrever. Percebi como essa tarefa é importante, o ouvir. A roda foi diferente, teve um balanço novo...balançamos, mas não caímos!

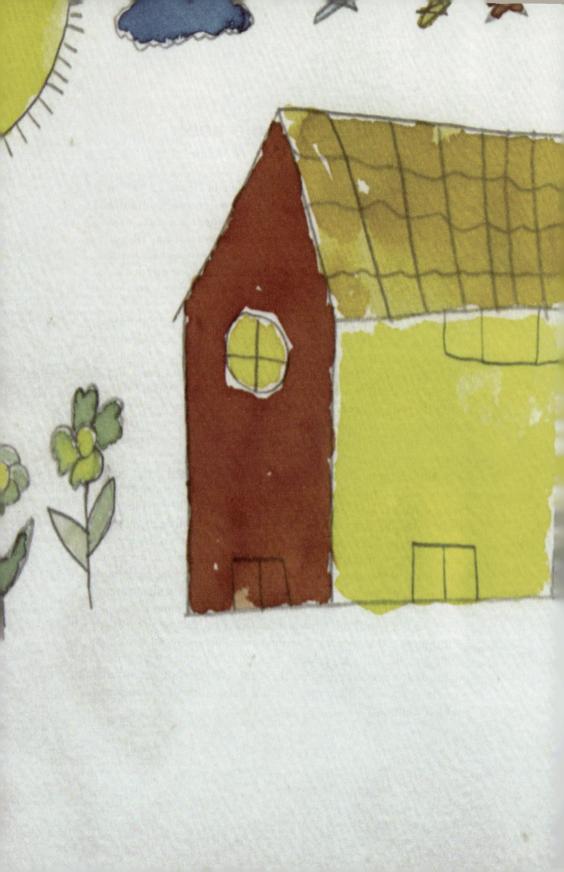

Humanizar é cuidar da ambiência

174

Humanizar é cuidar da ambiência

Por Eliana Macedo de Lemos

Há poucos dias atrás foi apresentada uma reportagem na TV sobre os pacientes do Hospital Psiquiátrico Dr. João Machado. Expondo a situação de imenso abandono, com os pacientes deitados em colchões no chão, aguardando uma vaga para o internamento, outros sentados no chão, alguns andando pelos corredores de um lado para outro. Lamentavelmente, vivenciei estas mesmas cenas no período de estágio supervisionado, onde os profissionais de saúde, além dos desafios enfrentados no seu cotidiano, estão diante da extrema falta de compromisso do governo, e como sempre sem condições de trabalho.

Ocorre uma extrema negligência na assistência do poder político, e a consequência é que gera nesta instituição uma situação de desumanização a partir da falta e ineficiência dos recursos de materiais. São realizados arranjos em vez de uma constante manutenção na estrutura do antigo prédio. No período de observação como estagiária, na primeira visita, ao conhecer o cenário institucional, foi um grande impacto, chamando a atenção o estado deplorável de destruição na estrutura do prédio de arquitetura antiga, com goteiras, rachaduras, as paredes riscadas e desenhadas, entre outros problemas.

De repente, ocorreram umas lembranças das cenas do filme "Bicho de Sete Cabeças", onde o cenário do hospital era o mesmo, será que foi uma mera coincidência? Acho que não, visto que os hospitais da rede pública em sua maioria continuam sendo sucateados e consequentemente os pacientes continuam sofrendo a falta de assistência por parte dos governantes. Mesmo em condições tão desfavoráveis, os profissionais de saúde do hospital trabalham em equipe interdisciplinar, com o Projeto de Humanização denominado "Humanizajoão", realizam o estudo de caso com os especialistas e fazem reuniões do grupo operativo com a participação dos pacientes em conjunto com os profissionais de saúde que cuidam deles diretamente. Trabalham também com um projeto terapêutico desenvolvido na oficina terapêutica, local em que os pacientes participam de trabalhos artesanais, forró nos finais de semana, jogos de futebol, caminhadas, teatro, missas, festas comemorativas, televisão, música no salão, entre outras atividades.

Enfim, apesar da terrível situação de sucateamento nesse serviço de saúde direcionado aos pacientes psiquiátricos, essa experiência proporcionou, por outro lado, um aprendizado muito enriquecedor. Proporcionou a oportunidade de buscar alternativas diante das dificuldades, e de pelo menos fazer cada um a sua parte, o seu melhor no acolher, no cuidar, na atenção à saúde. Agindo assim, o paciente, ao receber esse atendimento, estará ao mesmo tempo sendo beneficiado por um serviço de qualidade e humanizado.

Carinho mútuo

Por Josiania Carla Teixeira de Oliveira

Como enfermeira assistencial em pediatria durante alguns anos de minha trajetória profissional, vivenciei inúmeros momentos e cenários, tanto de humanização como de desumanização na assistência.

Uma situação que sempre me chamou atenção como enfermeira staff em um hospital público pediátrico foi uma enfermaria com oito leitos destinados a internações de crianças com patologias respiratórias, que foi se transformando ao longo dos anos em uma área com atendimento especializado para crianças com *síndrome de Werdnig-Hoffmann* e *distrofia muscular de Duchenne* em estágio avançado da doença, dependentes de ventilação pulmonar mecânica.

Nos anos em que lá trabalhei havia uma menina de cinco anos que desde os três meses de vida estava internada e dependente de VPM e gastrostomia, e dois pré-adolescentes também nas mesmas condições que recebiam carinho e atenção de praticamente toda a equipe hospitalar. Todos conheciam as crianças, suas histórias e famílias. Na enfermaria, os espaços de cada paciente eram mantidos fora do padrão usual hospitalar; não eram leitos e sim pequenos quartos decorados com muito carinho, com inúmeros brinquedos, televisão, DVD, roupas de cama e almofadas personalizadas, tornando o ambiente bem aconchegante e humano.

Outra situação era a preocupação com os momentos de lazer e conforto destas crianças, com o uso de ventiladores portáteis, e do voluntariado de técnicos de enfermagem, enfermeiros, médicos e outros profissionais que realizavam o deslocamento destas crianças para locais diversos, fazendo passeios, visitas ao *shopping*, etc. Todos os aniversários eram comemorados na enfermaria com a participação de grande parte da equipe e dos familiares. Em outras instituições que atuei, não vivenciei mais essa experiência de carisma e carinho mútuo.

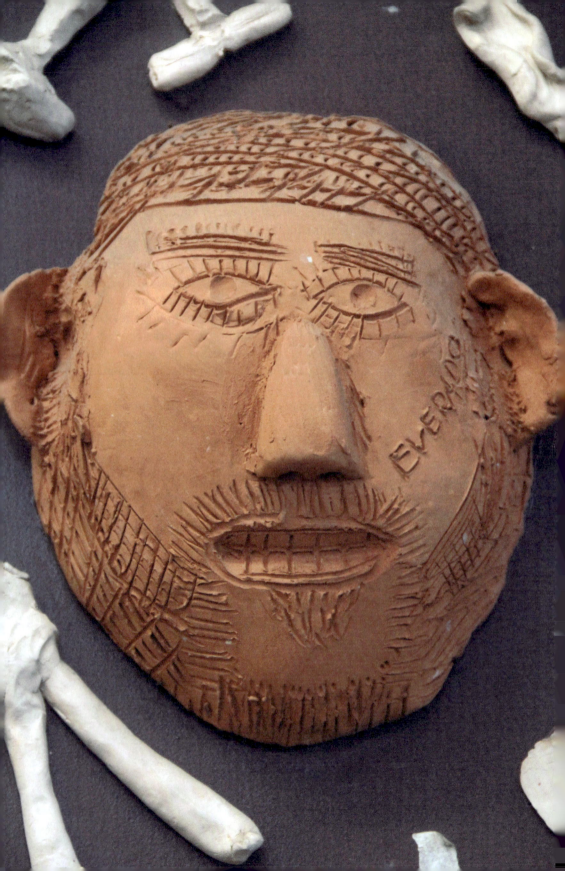

Humanizar é pensar no humano

Humanizar é...

Por Ivana Maria Queiroz Fernandes

Humanizar é colocar-se no lugar do outro na expectativa de compreender, identificar e acolher as suas necessidades. É ensaiar um olhar para além da materialidade imediata da condição humana, indo ao encontro da historicidade que permeia sua essência e suas construções, suas simbologias, seus signos sociais.

Humanizar em saúde é dialogar, pactuar e deliberar sobre a construção, organização e efetivação de um modelo de atenção que venha dar conta dos problemas e necessidades de todos os sujeitos envolvidos com a produção da saúde. É ter competência política, técnica, científica e prática para organizar o cuidado, ampliando a capacidade de oferta e garantindo o acesso integral e resolutivo aos serviços de saúde, tendo a atenção básica como coordenadora do cuidado e ordenadora do acesso regulado aos outros níveis de atenção.

É ampliar os espaços de escuta, de troca, de educação em saúde. É fomentar a negociação e o debate assertivo sobre as políticas de saúde, de modo que se faça a cogestão dos sistemas (federal, estadual e municipal) e, como resultado, tenha-se projetos estruturantes e ações estratégicas e relevantes para o gestor, trabalhador e usuário do SUS.

Não se pode pensar um sistema que não esteja alicerçado em políticas transversais como as de Humanização, Educação Permanente em Saúde e Promoção da Saúde na atenção básica. Humanizar em saúde é implicar-se no processo de mudança e transformação da realidade. Pensar para agir. Refletir sobre a gestão do sistema, processos de trabalho e como acolher e encaminhar as demandas desse complexo universo da produção da saúde e do adoecimento. É acolher o sofrimento físico, mental, social, cultural e estrutural dos sujeitos em seus processos de saúde-doença. Incluam-se, nesse contexto, o gestor, o trabalhador e o usuário do SUS. Não se humaniza o humano, mas se pode despertar no sujeito o senso reflexivo sobre seu papel social e político, e é nesse aspecto que se faz reconhecer a força de cada ator para a reorientação dos processos de gestão, de trabalho, do papel fiscalizador do usuário do SUS e de outras instâncias reguladoras e de controle.

Humano não é coisa!

Por Elidiana Klécia Laranjeira da Cruz

Quando detemos o saber e somos responsáveis por vidas, mecanizamos o cuidado e "coisificamos" o humano. Fragmenta-se a pessoa a uma parte, a porção a ser curada, ou seja, esquece-se o nome do indivíduo e o denomina como o apêndice do leito 202. Nunca reparamos essa conduta, até sentir a falta dela, quando invertemos o papel, passamos de cuidador a pacientes.

Lembrar como é pensar como ser humano, colocar-se no lugar do outro, escutar o seu paciente são ações humanas, mas é hilário tentar humanizar o humano. Faz-nos refletir se a ciência que aprendemos anula os bons hábitos de convivência; será que nos tornamos máquinas de promover a cura? Ou nossa posição no "nicho" social não permite tal socialização com o outro e para o outro?

A vivência de prática humanizada que será narrada foi vivida e presenciada dentro do contexto nosocomial. Venho destacar a proposta da escuta, já que um enfermo diariamente aumentava seus gemidos de dor, algia, esta que não cessava com nenhum fármaco analgésico. Esquece-se muitas vezes que contamos com um quinto sinal vital: a dor. E através deste sinal conhecemos o outro e seu limiar.

Os gemidos que a equipe escutava e não se importava são uma maneira de chamar atenção, foi necessário chegar próximo ao enfermo e conversar, escutar suas angústias e entender que sua dor era na alma, pois a solidão percorria suas entranhas e ele apenas necessitava de doses periódicas de bom humor e diálogo.

Somos fadados a rotinas estressantes, pois o tempo corre, e para otimizá-lo ao mesmo tempo em que cuidamos dos nossos pacientes aproveitamos para conversar com o colega de equipe, e assim, expor nossos problemas e alegrias, mas esquecemos que o corpo que estamos lidando, seja em um asseio ou num ato cirúrgico, é um ser vivente e participante de um contexto social, e facilmente o transformamos em moléculas invisíveis.

Humanescência

Por Robson Edney Mariano N. e Silva

Há cinco anos coordenei uma UTI Oncológica, tínhamos oito leitos ativos, uma equipe multiprofissional coesa e que prezava pelo cuidado humanizado e trabalhando bem o cuidado paliativo. Recebíamos alunos de Medicina e Enfermagem nos modelos de Internato e Estágio Supervisionado. Neste dia, tínhamos uma paciente de idade avançada, com câncer de mama e metástase pulmonar, e no horário da visita estávamos com quase 15 pessoas entre amigos, irmãos, esposo, filhos cunhados e netos... Todos na expectativa de conseguir visitar sua Matriarca, principalmente porque naquele dia era seu aniversário. Eles estavam envoltos de balões de festa, rosas brancas, vermelhas e amarelas... Mas também com muito amor e com uma vontade enorme de dizer "Amo você...".

Procuramos a CCIH, a coordenação médica da UTI e inclusive o médico assistente da paciente que se fazia presente, todos para dividirmos a responsabilidade da autorização e liberação das 15 pessoas para cantar uns parabéns pra você... E fiquei surpreso quando a CCIH e o médico assistente não concordavam com a visita de tanta gente... Principalmente em saber que se tratava de uma paciente em estágio terminal.

Não tive dúvidas, não pensei duas vezes, assumi toda a responsabilidade, utilizei todos os recursos necessários, busquei o quantitativo de Equipamentos de Proteção Individual, orientei a todos de como deveriam agir, de como deveriam lavar as mãos, de como deveriam colocar álcool gel após e por fim autorizei todos a entrarem na UTI. Fizemos uma fila para lavar as mãos, outra para vestir os capotes e outra para colocar as máscaras descartáveis... Tive o apoio dos Técnicos de Enfermagem e do Coordenador Médico da UTI.

E quando menos esperávamos, estávamos com uma visita especial e exclusiva apenas para Dona "M.D.N.S.", todos cantando parabéns pra você, pedindo benção e dizendo o quanto a amavam...

Ela estava dormindo e, de repente, ao abrir os olhos, recebeu esse fantástico e emocionante presente e deparou-se com uma linda torta de aniversário e velas para apagar. Infelizmente ela não conseguia se comunicar verbalmente, por estar traqueostomizada, mas era contagiante seu sorriso e seu olhar de muito obrigado... Em seguida, todos os profissionais receberam uma rosa, um abraço e um pedido de muito obrigado.

Neste momento, tive a certeza de que não seria prejudicado, percebi que minha ousadia e o exercício da minha autonomia como profissional enfermeiro, como coordenador da UTI e acima de tudo minha formação sempre preocupada na "humanescência" teria valido a pena...

O respeito à dor do outro e, acima de tudo, a capacidade de me colocar na posição dos familiares e da paciente, eram a força que eu precisava para continuar na ação contrária ao pensamento dos outros, que enxergavam apenas a parte técnica dos fatos, e não o contexto holístico como ferramenta necessária para o sentimento de pertencimento a um tratamento tão doloroso como tem o câncer.

Quando a visita terminou, pairou-se um grande silêncio de reflexão e uma grande certeza de termos feito a coisa certa... Silêncio que se perpetuou no dia seguinte, quando não encontramos mais a paciente, pois a paciente tinha atingido o descanso na madrugada... Todos ficaram com o sentimento de que tínhamos realmente tomado a decisão certa, felizes por termos proporcionado a felicidade a vários, e claro, a nossa felicidade, por termos sido humanos.

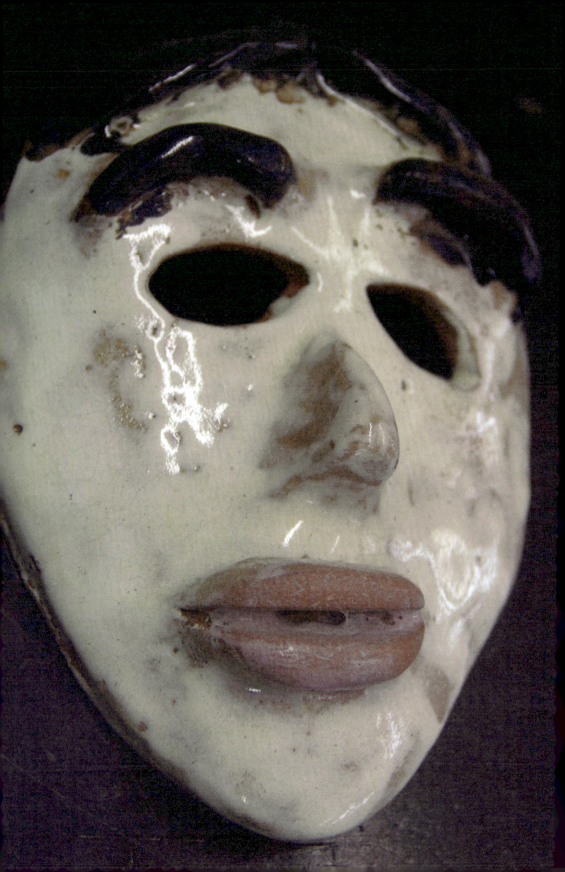

Humanizar é perceber a necessidade do outro

188

Humanizar é fazer diferença na vida das pessoas

Por Adriana Bergamini

Há cerca de 14 anos, atendia pacientes portadores de fibrose cística num ambulatório específico para esta doença, na Santa Casa de Misericórdia de São Paulo, local onde estagiei e trabalhei por um período. Trata-se de uma doença grave, causada por uma mutação genética, cuja expectativa de vida média é de 30 anos. Neste ambulatório havia uma médica referência no assunto e muito competente, além dos residentes médicos que participavam do atendimento.

A demanda de pacientes era relativamente grande. A população atendida era praticamente de crianças e adolescentes, havendo apenas um adulto com 34 anos (que já estava extrapolando a expectativa média de vida). As crianças sofriam com a doença e as mães, com o sofrimento das mesmas e com o que estava por vir no futuro.

Resumidamente, as principais manifestações eram: tosse produtiva, infecção pulmonar por pseudomonas, desnutrição, inapetência, deformidades do tórax e baqueteamento das falanges distais dos dedos (unhas achatadas com formato de vidro de relógio). Tudo porque a mutação genética no cromossomo delta F 508 provoca um defeito nos canais de cloro e, com isso, todas as secreções e enzimas ficam espessas, provocando obstrução de canais das vias digestivas e de outros sistemas orgânicos. Os pacientes não conseguem absorver os alimentos porque não produzem enzimas digestivas ou porque as produzem em quantidade insuficiente. Desta forma, precisam tomar enzimas em cápsulas para absorverem os nutrientes. Chegam a tomar 12 a 15 cápsulas por dia, fora as outras medicações.

Durante quase 5 anos de atendimento neste ambulatório, infelizmente vi várias crianças partirem e muitos chegarem em estado deplorável pelo diagnóstico tardio. Mas, o que quero mesmo enfatizar é o quanto foi gratificante esta experiência para mim, pois mesmo após anos, não esqueço de crianças e situações que foram especiais. Havia um menino de aproximadamente 13 anos (Éverton), diagnosticado com esta idade. Por ter sido tratado erroneamente, como bronquite, bronqueolite, pneumonia... seu pulmão já estava bastante danificado. O diagnóstico chocou os pais, mas tinha vontade de viver.... Entendia a importância de seu tratamento, das medicações e por estar desnutrido e em fase de crescimento, eu conseguia ajudá-lo fornecendo suplemento alimentar que obtinha com os laboratórios.

Em toda consulta, este menino me chamava de tia e sempre perguntava: "Hoje você tem latinhas para me dar?" Ele sabia que sim, eu sempre guardava e ele sempre tomava o suplemento porque acreditava que poderia ficar bem e melhorar. Até que após cerca de 2 anos, ele partiu devido a uma complicação respiratória. Finalizando a narrativa, é muito gratificante poder ajudar e saber que de alguma forma podemos fazer alguma diferença na vida de pessoas tão frágeis, e que estas pessoas também fizeram uma diferença tamanha, enriquecendo minha trajetória de vida.

Não seria nossa obrigação?

Por Magda Dória Vieira

Esse relato trata de uma vivência humanizada no momento em que eu era gestora da Unidade Básica de Saúde, em 2004, localizada no centro da cidade. Tratava-se de uma Unidade de Saúde tradicional, onde a característica de atendimento era em nível ambulatorial.

Ao iniciar os trabalhos, foi percebida a necessidade de mapeamento através de cartografia para estratificar a população adstrita com o objetivo de balizar a discussão do processo de trabalho dos profissionais de saúde. Após esse trabalho de identificação do território, ficou claro que os profissionais do sexo não eram atendidos, não se garantia o acesso aos serviços por diversos fatores, desde preconceito até mesmo porque as consultas eram marcadas às 7 da manhã, o que impedia que os profissionais do sexo fossem à unidade de saúde, pois ficavam acordados à noite para desempenhar o trabalho.

Diante deste cenário, foi discutido e construído, junto com os profissionais, um projeto de Acolhimento ao Profissional do Sexo, onde as práticas eram pautadas na humanização e garantia dos serviços, como também o horário de abertura e fechamento da unidade de saúde. Foram realizadas visitas em todas as casas de prostituição para fazer uma pesquisa de serviços e horários que melhor atenderiam a este público-alvo.

O resultado desse trabalho foi a integração da gestão, profissionais de saúde e a população, juntos, conseguimos organizar um acolhimento voltado para o tratamento humanizado, com a clínica ampliada focando nas necessidades em saúde através da reestruturação do serviço, não só nas agendas, mas também na forma do atendimento. Percebia-se a alegria, confiança e a certeza de um atendimento melhor. Esta ação fez com que recebêssemos um prêmio de destaque e honra ao mérito. Hoje questiono se éramos merecedores, será que não estávamos fazendo apenas nossa obrigação como profissionais de saúde???

Humanizando o espaço para atender os astomizados

Por Raquel Cristina Campos dos Santos

Pensei que não fosse conseguir falar de um caso de humanização recente aqui no meu estado, pois de todas as histórias que normalmente ouvia falar, a grande maioria era de casos de desumanização no SUS. E em uma reunião recente da qual participei, sobre pesquisa em humanização, de um grupo novo que está sendo formado aqui no Pará para atuar nesse segmento, tive uma grata surpresa ao ouvir um relato de um enfermeiro, que está fazendo a diferença com sua atuação em um dos centros regionais de saúde que atendem pacientes ostomizados. Observando as dificuldades diárias dos ostomizados atendidos na unidade, o enfermeiro conseguiu convencer a gestão e adequar o espaço para atendimento diferenciado e humanizado aos pacientes. E melhorar inclusive o banheiro do local. Ele pesquisou os tipos de banheiro já feitos para portadores deste tipo de necessidade no mundo, e montou um projeto de banheiro com materiais reciclados e de baixo custo, e teve sua ideia comprada pela secretaria, que modificou totalmente o banheiro da unidade. Além do que, utilizando este projeto ele já fez adaptações em várias casas de ostomizados e está divulgando esta experiência exitosa em congressos da área de enfermagem.

E apesar de existirem outros banheiros adaptados pelo mundo afora, no Brasil eles ainda são poucos para atender o número de ostomizados encontrados. Esperamos que esses sejam exemplos para a construção de muitos outros, para que o ostomizado possa usar banheiros públicos adequados às suas necessidades, sem as dificuldades que se tem atualmente e sem medo. E que iniciativas como esta de um profissional que vai além de sua competência, e que cumpre o seu papel social enquanto profissional da área de enfermagem, sejam multiplicadas e aplicadas em todo o País.

Pequenos grandes gestos!

Por Tássia Virgínia de Carvalho Oliveira

Em um dia comum fui ao meu trabalho na UTI e deparei-me com uma situação não tão comum, por se tratar de uma unidade de terapia intensiva na qual não se permitem acompanhantes. Deparei-me com uma senhora sentada em uma cadeira desconfortável, tinha a face de choro e sofrimento, por alguns instantes questionei-me sobre o que ela fazia ali naquele lugar. Entrei na unidade, peguei o plantão e questionei meus colegas sobre o que aquela mulher fazia ali; fui informada de que ela era mãe de um paciente de 16 anos que havia sentido uma forte dor de cabeça e dormência nas pernas, e ali estava intubado na ventilação mecânica e na UTI. Questionei os colegas sobre o possível diagnóstico do jovem e estava ainda em aberto, não se sabia ao certo o que ele tinha, porém seu estado era grave.

Aproximei-me daquela mulher chorosa e sonolenta, identifiquei-me e questionei-lhe sobre o que havia acontecido, ela prontamente me contou todo o fato, eu a consolei, disse que faríamos de tudo para salvar a vida do filho dela. Além disso, perguntei se havia se alimentado e se dormiria ali naquele local; ela me disse que não tinha se alimentado e que dormiria ali mesmo. Naquele momento peguei uma poltrona mais confortável e ofertei àquela mulher, já que passaria toda a noite ali, questionei sobre o fato de ela ir fazer um lanche, e ela me disse que não tinha dinheiro. Meu coração partiu, desci em direção à lanchonete, comprei um lanche e ofertei a ela.

No meu próximo plantão, lá estava aquela mulher a me agradecer muito o carinho e a atenção dedicados a ela naquela noite, e deu-me a notícia de que seu filho estava melhor, estava bem de saúde. Pequenos gestos podem fazer uma grande diferença!!!

Não pode falar mas pode sentir dor

Por Helena Scaranello Araújo

Em mais um dia de trabalho na UTI adulto de um hospital, eu acompanhava quatro pacientes, sendo um deles um senhor acometido por um tumor cerebral frontal que evoluiu com lesão externa ao crânio, ou seja, uma lesão tumoral aberta nesta determinada região. O paciente não possuía contato qualquer com o mundo, era dependente inclusive de aparelhos para respirar, devido à lesão que seu tumor havia lhe causado.

Além dos médicos plantonistas da unidade, havia uma equipe de médicos neurocirurgiões que acompanhava este paciente, sendo muitos destes residentes em formação para esta especialidade. Em dado momento do plantão, um residente da neurocirurgia veio avaliar a lesão tumoral do paciente. Sem qualquer preparo ao paciente e sem me comunicar, o médico calçou suas luvas (não estéreis) e com um bisturi começou a retirar partes da lesão tumoral de modo frio e mecânico. Quando percebi o que acontecia, pedi que ele parasse o procedimento até que eu pudesse fazer um analgésico potente no paciente, para que ele então continuasse. Ele me respondeu que não queria que fosse feito, pois "sedaria" muito o paciente.

Contrariada com a situação, pedi autorização a um dos plantonistas para que eu pudesse administrar uma dose do analgésico no paciente, a fim de evitar que ele sentisse qualquer incômodo com aquele procedimento terrível, o qual me autorizou e prescreveu a medicação.

Quando fui administrar o medicamento, o residente da neurocirurgia me questionou e disse que era desnecessário medicar aquele paciente. Já sem paciência, eu lhe respondi:

– Por que? Você só faz analgésico em quem grita de dor? O paciente está impossibilitado de falar, todavia isso não significa que ele não sinta dor.

Ao final do plantão abri uma ocorrência contra aquele médico, que ainda só sabia ver os pedaços de um ser humano.

Poder estar perto

Por Cristina Abreu de Araújo

Há muitos anos, incomodava-me muito ver as mães dos recém-nascidos que ficavam na Unidade de Terapia Intensiva Neonatal (UTIN), que vinham de longe, não poderem participar mais do acompanhamento por dificuldade no deslocamento. No início, conseguimos vale-transporte para essas mães, mas mesmo assim não funcionava, pois algumas eram do interior. Então surgiu um sonho de ter um abrigo para essas mães. O ano era 1996, a ideia cresceu tornou-se um projeto, e em 2004, através de um grupo de voluntários, chegamos à concretização deste sonho, que até hoje ajuda muitas mãezinhas a acompanharem de perto a recuperação de seus pequenos!

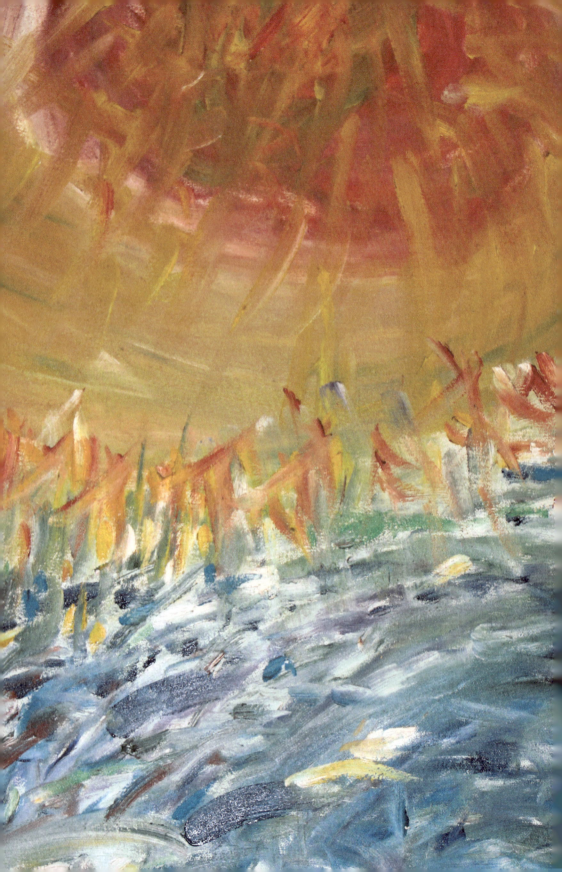

Humanizar é reabilitar

Obrigado ou um simples sorriso

Por Rômulo Jorge de Brito Galvão

No dia 10.01.2013, após um plantão extremamente agitado com uma listagem de 16 pacientes das enfermarias, do pronto-socorro e com a reanimação de uma paciente que apresentou parada cardiorrespiratória e precisou de suporte ventilatório invasivo, fui chamado pela médica do pronto-socorro para auxiliá-la no atendimento de um paciente com situação clínica de broncoaspiração. Ao chegar ao setor, deparei-me com os familiares em total desespero e pedindo para que salvássemos o seu filho. Na coleta de informações, obtivemos conhecimento de que o paciente apresentava uma patologia genética denominada autismo. Após o atendimento inicial, o paciente foi aspirado e logo depois evoluiu com uma parada cardiorrespiratória, a qual foi revertida com massagem cardíaca e posteriormente intubação e ventilação mecânica invasiva.

Logo depois, deparei-me com sua mãe, que explicou que o paciente J.H.S., com apenas 23 anos, era um filho muito especial e que ela não poderia perdê-lo, pois o mesmo foi abandonado quando bebê pela sua genitora e acolhido por um centro especializado da Vara da Infância e Juventude do RN, local em que a mãe atual trabalhava como educadora. Meses se passaram e a criança não foi adotada, com isso, Dona F.S.S. sentiu-se sensibilizada e decidiu adotá-lo.

Devido à falta de leito na UTI para transferi-lo, o paciente permaneceu por uma semana no leito de urgência e emergência do pronto-socorro do Hospital Giselda Trigueiro.

A história contada pela mãe me sensibilizou, e tornou-se um motivo para ser sempre atendido por mim nos dias dos meus plantões. Posteriormente, surgiu uma vaga na UTI e o paciente J.H.S. foi transferido.

Após dois meses, J.H.S. retornou para a enfermaria do Misto I e foi lotado no Leito 11, sob isolamento de contato, por apresentar

colonização por KPC. O médico assistente solicitou o parecer fisio-
terápico com um pré-requisito, o parecer ser respondido pelo fisioterapeuta Rômulo Jorge de Brito Galvão. Essa solicitação com esse
pré-requisito só fez aumentar a minha sensibilização e humanização pelos pacientes do Hospital Giselda Trigueiro. Quando o ava-
liei, detectei infecções pulmonares, hipersecretividade, desconforto
respiratório, estava traqueostomizado, com déficit de amplitude de
movimento dos membros superiores e inferiores, sem realizar a bipedestação e a deambulação.

De acordo com a mãe de J.H.S., o mesmo apresentava dificuldade de se relacionar com as pessoas das suas atividades diárias, mas
comigo apresentou uma afinidade, permitindo a execução de exer-
cícios que não realizava com os outros profissionais. Devido a essa
situação, comecei a atendê-lo nos dias em que estava de plantão.
Quinze dias depois, consegui retirar a traqueostomia e o suporte
ventilatório e, na semana seguinte, consegui que o mesmo realizas-
se a bipedestação e, posteriormente, a deambulação.

A situação de salvá-lo, reabilitá-lo, contribuir para sua evolução,
sua interação com a minha pessoa e a alta fisioterapêutica fizeram-
-me um profissional mais sensibilizado e humanizado com os pacientes que necessitam dos nossos serviços. Hoje, agradeço ao meu
senhor Deus pela oportunidade de salvar, reabilitar e reinserir os
pacientes em suas atividades de vida diária, e ter como reconhecimento um "obrigado" ou um simples "sorriso".

201

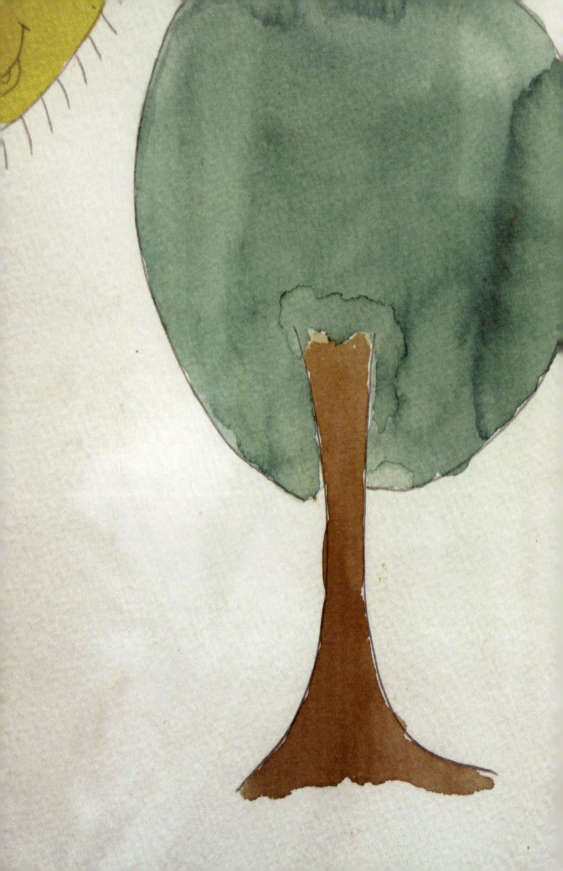

Humanizar é realizar sonhos

204

Sonho que se sonha junto é realidade!

Por Francilene Jane Rodrigues Pereira

– "Vinte e cinco anos de espera...", balbuciou o Sr. José, um dia antes de seu falecimento.

Pacientes, acompanhantes e profissionais assistiram, emocionados, ao casamento do Sr. José e da Sra. Cleide. Eles estavam juntos há mais de 25 anos e tinham um filho de 24 anos, porém o sonho de oficializarem sua união tinha sido adiado devido ao agravamento da doença do Sr. José, que precisou ser hospitalizado. Há muitos anos, o Sr. José apresentava sérios problemas de saúde e uma das complicações tinha sido a amputação das pernas. No momento, encontrava-se em cuidados paliativos, resistindo à terminalidade.

Ciente do desejo de oficialização da união do casal e sabendo da gravidade da situação, a assistente social da Clínica Médica daquele hospital agilizou o processo, e os demais membros da equipe daquela clínica organizaram uma pequena cerimônia com direito a "comes e bebes".

Em 14 de janeiro de 2011, o Sr. José e a Sra. Cleide consagraram sua união e, na tarde do dia seguinte, o Sr. José cumpriu sua passagem terrena com um sonho de décadas concretizado.

Esse episódio da vida real aconteceu quando eu era residente em um hospital-escola da capital paraibana; o fato repercutiu em todos os andares daquela instituição, numa interação mútua entre a alegria e a tristeza. Impossível alguém não lembrar daquele momento!

O último desejo

Por Rivonilda dos Santos Santana Graim

Em uma tarde de quarta-feira, e ao adentrar para realizar os atendimentos psicológicos dos pacientes na enfermaria masculina da Unidade de Atendimento Imediato (UAI), onde funciona a nossa urgência e emergência, fui surpreendida pela comunicação de que haveria um casamento, e eu, que adoro festa e sempre dou um jeito de fazer comemorações para os pacientes, perguntei de quem seria, quando me informaram que seria do Sr. Orlando, o paciente do leito três.

Ao chegar perto do paciente, este com muita aflição, visto que se encontrava com dificuldade respiratória, fazendo uso de oxigênio (portador de Ca de partes moles, foi submetido a três cirurgias, sendo a última uma amputação de MIE com metástase pulmonar), e sempre necessitava do atendimento na UAI, visto a gravidade de seu quadro clínico. Assim, enquanto aguardava um leito na clínica de cuidados paliativos (CCPO), ele me disse que sua esposa tinha ido ao cartório para regularizar a situação deles, visto que já fazia muitos anos que moravam juntos, mas que gostaria de regularizar a sua situação junto a sua amada; e ainda, que tinha um sonho, o sonho de vê-la entrando em uma igreja toda vestida de branco, de véu e ele de terno.

Então lhe respondi: se este era o seu sonho e desejo, eu poderia ajudar a concretizá-lo se, realmente, esse fosse o seu desejo. Ele disse que sim e sorriu. Pedi que ele me aguardasse só uns minutos, que retornaria com alguma resposta. Ele ficou a me olhar sem entender muito, apenas sorrindo, com muita dificuldade.

Fui até o posto de enfermagem e chamei toda a equipe (médica, enfermeiros e técnicos de enfermagem) e disse que precisava da ajuda de todos, pois teríamos que realizar um casamento do nosso paciente. Uns ficaram rindo, e ainda falaram "baixou a Madre Tereza de Calcutá"? Mas como eu sempre fazia coisas diferentes para os nossos pacientes e eles já estavam acostumados, toparam na hora.

Retornei ao Sr. Orlando e sua esposa Francineide (esta já havia voltado do cartório), comuniquei que o casamento seria no outro dia, às 16:00 horas, na garagem da UAI, ao que este fez apenas um pedido, que sua filha Letícia (de nove anos) não fosse lá, pois "era um local muito feio", e concordamos com seu pedido. De mãos dadas, eles choravam... Pedi que Neide (é a forma como ela gosta que lhe chamem) nos acompanhasse para que fôssemos ver o vestido de noiva.

E começamos a ligar e pedir ajuda para alguns amigos no sentido de tentar realizar o sonho do nosso paciente, e assim conseguimos que o vestido de noiva e o terno fossem emprestados pela AVAO; uma Associação Voluntária de Apoio à Oncologia, que fica ao lado do Hospital; que o buquê fosse doado pela Só Flores; que o bolo de noiva, pela Doceria Abelhuda; que a noiva fosse arrumada no Salão da Devani; que fica ao lado do hospital; que a música fosse tocada por um amigo, o senhor Jeremias (tinha que ter música, pois o noivo pediu a música "Faz um milagre em mim" – era a que ele mais gostava); o pastor era amigo da família do casal; os técnicos e os enfermeiros doariam os refrigerantes, a médica, o champanhe e a família dos noivos doaria o arroz de galinha. Tudo em tempo recorde, para o outro dia.

Mas no outro dia Orlando agravou, foi transferido para a Clínica de Cuidados Paliativos, sendo necessário sedá-lo. Desta forma, suspendemos todos os preparativos do casamento, acolhendo e dando suporte psicológico à família de Orlando. Na sexta-feira não houve alteração em seu quadro clínico, este mantendo-se grave e sedado.

No sábado, às 07:00 horas, meu celular tocou, era uma ligação do hospital e para minha surpresa, a médica da CCPO, por coincidência a médica do Sr. Orlando, pedindo-me para comparecer com urgência àquela clínica, o que fiz. Ao chegar, encontrei-me com ela que, pegando na minha mão, levou-me até o quarto do Sr. Orlando, e o que vi foi surpreendente: ele, com muita dificuldade, segurando a máscara de nebulização, olhou-me e disse: "que horas é o meu casamento?" Eu olhei para a médica, que me disse o seguinte: "Ele retornou sem retirar a sedação". Naquele momento eu olhava para ele, para Neide, para a médica, e respondi: às 16:00 horas, me aguarde! E saí.

Quando cheguei ao posto de enfermagem, sentei-me, olhei para a médica e disse, e agora? A AVAO está fechada, o vestido e o terno estão lá. E o restante? Nossa, precisamos realizar o sonho dele! Vamos ligar pra todos novamente! E assim fizemos. Conseguimos tudo de novo em tempo recorde, com a ajuda de todos e ainda melhor, pois antes seria na garagem da UAI e, agora, com o apoio de nossa Direção Técnica, a coisa ficou melhor ainda, pois o casamento não seria mais na UAI, e sim no maior Auditório do Hospital. Ainda, nossa Diretora se responsabilizou por decorar todo o Auditório para que esse casamento fosse realizado como manda o figurino. Houve uma mobilização de todos que estavam trabalhando naquele dia e até de quem não estava, pois muitos vieram ajudar, assim como muitos familiares meus vieram me ajudar na realização do sonho do nosso paciente.

Apenas não cumpri o que prometi a ele, pois o pedido dele era que a sua filha não fosse na UAI, assim, Letícia foi a mais bela dama de honra que eu já vi. Na correria da preparação do casamento, o Sr. Orlando teve intercorrências, como hipotensão, cianose de extremidades, e mesmo ele no oxigênio, o que nos preocupava a todo o momento, sempre perguntava: "tá chegando a hora?"

Quando chegou a hora, com a ajuda de todos: diretoria, maqueiros, pessoal da limpeza, técnicos de enfermagem, assistentes sociais, enfermeiros, médicos, acadêmicos de psicologia, familiares, amigos, pacientes, psicólogos, agentes administrativos, juntamente com os familiares do Sr Orlando e da Sra. Francineide, transformamo-nos em uma grande família para realizar o grande sonho, desejo de um amor puro e simples de um homem a uma mulher, mas o que todos viram foi a consagração da união de um homem, de uma mulher e de uma criança, pois Letícia, na sua simplicidade de criança, consagrava a todo instante aquele momento, com um olhar, com um gesto, pois ela colocava sua mãozinha delicada de criança em cima das mãos de seus pais, mostrando-nos o verdadeiro significado do amor.

Lágrimas escorriam pelos rostos de todos que ali estavam presentes, de fundo, apenas a música "entra na minha casa, entra na minha vida, mexe com minha estrutura, sara todas as feridas, me ensina a ter santidade, quero amar somente a ti, porque o senhor é o meu bem maior, faz o milagre em mim...".

Após a cerimônia, os noivos juntos com Letícia cortaram o bolo, fizeram os brindes e o Sr. Orlando me disse que já "não aguentava mais", e pediu para ir para o quarto, mas antes queria falar com o pastor, seu irmão, sua mãe, a enfermeira, sua médica, sua esposa e comigo. Despediu-se de sua filha e subimos com ele para o quarto.

Lá, despediu-se de todos, agradecendo a cada um em particular. Quando falou comigo, beijou minhas mãos e me disse: "você é um anjo para a minha família, você realizou o meu desejo, tornando o nosso sonho em realidade, obrigado! Mas eu gostaria de lhe fazer outro pedido... conte nossa história". Ele pôde, naquela noite, conversar com sua esposa até ser sedado, vindo a falecer dois dias depois.

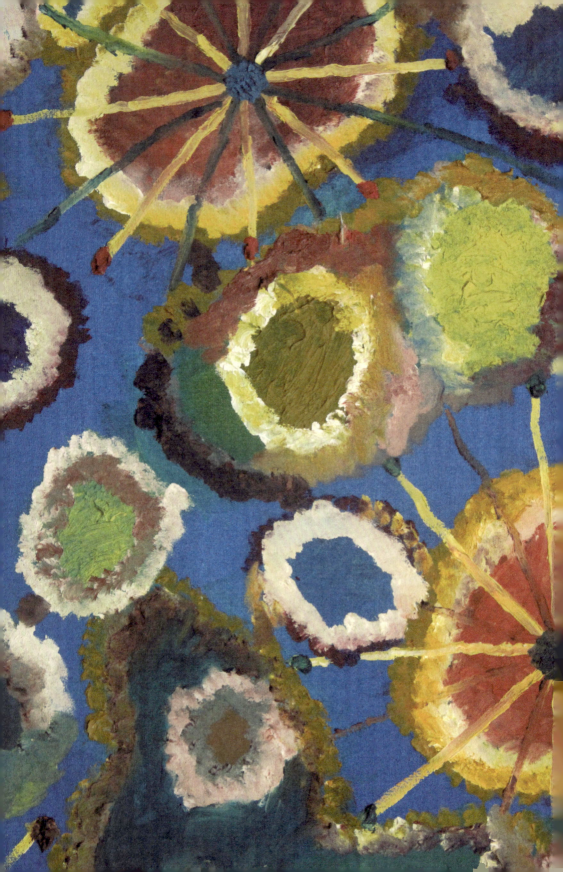

Humanizar é reconhecer os direitos dos usuários

212

Humanizar é reconhecer os direitos do usuário

Por Edilene Barros Dantas de Sá

Há mais ou menos 10 anos, trabalho em uma instituição do município do estado de Sergipe, onde se falava muito em Humanização, não só da assistência como dos profissionais de saúde. Houve uma época em que foi criado um grupo que promovia esta Humanização, e em alguns momentos realizavam reuniões e sempre faziam comemorações em datas específicas, como Dia do Enfermeiro, da Assistente Social, entre outros. Entretanto, enquanto profissional desta instituição, nunca entendi qual era a filosofia daquele grupo, pois para mim apenas se fazia presente nas referidas datas.

O tempo foi passando e este grupo acabou, e eu continuei sem entender nada. Aos poucos, devido a alguns questionamentos e curiosidades, terminei compreendendo qual seria o objetivo daquele grupo que não funcionou. Pois para realizar a Humanização precisamos ter sensibilidade, respeito ao próximo, empatia, amor e saber escutar o que o outro tem a nos dizer, aí foi que entendi o porquê da desarticulação daquele grupo, uma vez que em nenhum momento vivi ou senti isso em nenhum daqueles participantes, apenas uma alegria disfarçada em alguns momentos de confraternização. Hoje, acredito que nem eles sabiam a essência da palavra Humanizar. O que mais me inquietava era que sempre me deparava com situações em UBS que me deixavam indignada, como o fato de as pessoas que trabalham em uma recepção não orientarem o usuário de forma correta e quase sempre atenderem com grosseria, fazendo com que este, muitas vezes sofrido, doente e cansado, vá de um lugar para o outro em busca de um atendimento. Como aconteceu com uma paciente que trazia consigo um frasco contendo uma peça para biópsia e nenhum funcionário se prestou ao trabalho de dar uma informação que direcionasse aquela paciente ao local certo para a entrega do material, ficando de unidade em unidade a pé, com a peça na mão. Até que chegou na última sala do corredor de uma UBS, que era a minha, muito triste e cansada, e relatou toda a sua peregrinação nas UBS. Tentei amenizar a situação e também demonstrei a minha indignação com aqueles profissionais descompromissados com o serviço, e logo liguei para a SMS, onde obtive a informação correta e passei-a para a paciente, pondo um ponto final na sua angústia.

Hoje, na tentativa de minimizar estes problemas, foi criado um núcleo de Educação Permanente, no qual, além de realizarmos capacitações semanalmente para as Equipes de Saúde da Família, montamos um grupo que, em cada unidade básica, coloca de forma dinâmica e participativa os direitos e deveres de cada membro das UBS, deixando agendado o retorno para um momento de construção coletiva com todos aqueles de cada unidade.

O cotidiano do trabalho

Por Francine Raquel Vieira Silva

Presenciei e vivenciei, várias vezes, o atendimento ao usuário realizado por profissionais da saúde de modo "desumanizado". Aqui me deterei à situação de uma paciente que deixou de ser atendida pelo médico porque ele já estava de saída, às 11:30 h. "Volte outro dia, agende aí com o pessoal", disse o médico à paciente que veio de um bairro distante, com uma enfermidade.

Por fazer parte da equipe, eu sabia que o médico iria para o outro trabalho no horário da tarde e, por essa razão, além de negligenciar o usuário já ali, na frente dele, ainda cometia a improbidade administrativa, porque ele deveria concluir seus trabalhos, no mínimo, às 13 horas.

Embora pense que falar em humanização pareça algo redundante quando tratamos de relações entre pessoas, acredito que estamos mesmo em tempos de recordar essa nossa condição. Vivemos, na contemporaneidade, em processos que nos tornam superficiais, frutos do modo de produção capitalista em que estamos inseridos.

A precarização, pela via da mercantilização da força de trabalho, obriga os profissionais a terem dois ou três vínculos para poderem sobreviver em um mundo que introduz o fetiche do consumo como algo quase vital na sociedade.

Ainda assim, reconhecendo esse processo de precarização do trabalho e o apelo ao individualismo, pela via, muitas vezes, da competitividade negativa, percebo que quanto menos a gente problematiza a nossa realidade, mais estamos propícios a desumanizar as nossas relações ou, como diriam os estudiosos marxistas, mais estamos propícios a coisificar, reificar nossas relações e não apenas as profissionais, como também as afetivas.

Acredito que precisamos de riqueza teórica para compreender os processos implícitos no nosso cotidiano, mas acredito também que precisamos nos sentir gêneros da mesma espécie, para que possamos nos colocar no lugar do outro como um ser semelhante a nós e, assim, combinar nosso conhecimento teórico-profissional com a nossa vigilância ética. E que bom que a ética ainda não foi abolida dos discursos profissionais em tempos tão difíceis, tempos de naturalização da miséria...

Um menor morador de rua nas Unidades de Saúde

Por Margareth Pandolfi

O atendimento do menor desacompanhado por si só é um problema nas unidades de saúde (US). Algumas questões sobre dispensação de medicamento, tipo de intervenção e garantia de direitos emanam frente à tomada de decisão que, muitas vezes, é a de não atendimento. Isso particularmente foi por mim vivenciado enquanto preceptora em uma unidade de saúde no ano de 2011.

Num dia comum, ao desenvolver atividades no estágio supervisionado em saúde coletiva, compareceu à unidade um menor morador de rua de aproximadamente 12 anos de idade, queixando-se de dor aguda de dente e em busca de atendimento. O menor foi então encaminhado ao consultório odontológico, e a auxiliar informou que provavelmente ele não seria atendido porque estava desacompanhado, fato esse que se confirmou quando o cirurgião-dentista odontopediatra foi consultado pela auxiliar.

Ao se dirigir novamente à recepção, chorando, a recepcionista entendeu que a atitude era equivocada, e porque não dizer antiética e desumana, e buscou orientação da assistente social. A assistente dirigiu-se aos consultórios odontológicos, e lá intercedeu junto ao odontopediatra e aos demais profissionais que não só mantiveram a conduta, bem como se justificaram dizendo que a conduta – de não atender menor desacompanhado –, era uma orientação do Conselho de Odontologia (CRO) e da academia.

Tal situação, que provocou até certo enfrentamento por parte da assistente social, foi relatada formalmente à direção da unidade e a diligência administrativa foi instaurada. Durante a diligência emanaram princípios éticos como justiça, beneficência e não maleficência e direito à informação de encontro à autonomia, bem como aos direitos civis (Estatuto do Menor e Código Civil) e aos princípios do SUS e aos Direitos Humanos.

Algum tempo depois fui convidada, enquanto presidente do Conselho de Odontologia, a participar de uma reunião promovida pela prefeitura com as associações médicas de pediatria e odontopediatria, Conselhos de Medicina, Farmácia, Enfermagem e uma promotora da infância e juventude do Ministério Público. Questões que emanam com frequência no que se refere ao atendimento de menor desacompanhado foram equacionadas pela promotora, que deixou claro que ao nascer o indivíduo tem direito integral à saúde, e quando na ausência da família o estado tem o dever da proteção.

Particularmente essa reunião foi, para mim, naquele momento, motivo de fortalecimento dos princípios éticos, do cuidado, da responsabilização e proteção ainda maior daquele que, por si só, já tem autonomia de decidir, pois se viu em condição de vulnerabilidade e violência social, e mais ainda, que dependeu e depende de nossa proteção não só enquanto profissionais de saúde, e mais ainda enquanto cidadãos.

219

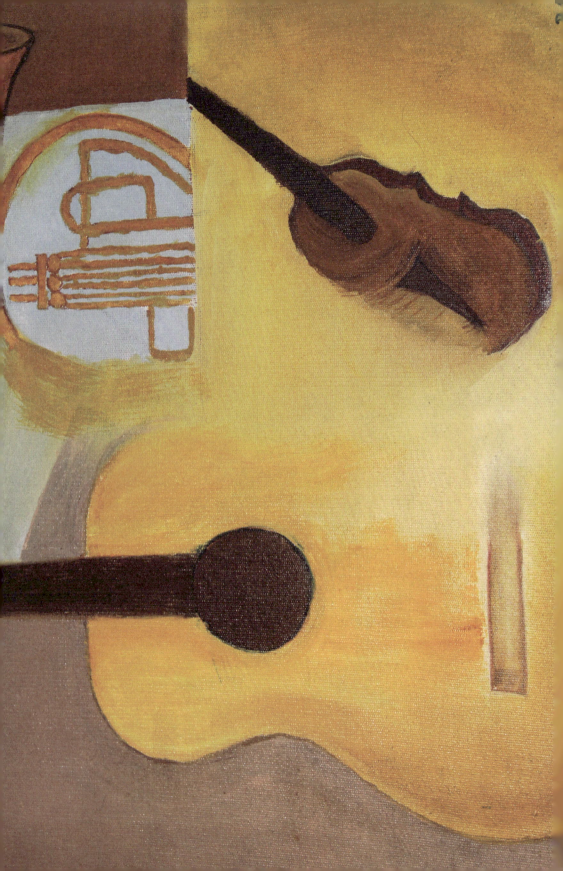

Humanizar é resgatar a alegria

Serviço humanizado

Por Maria José Medeiros da Fonseca

Ao começar minha narrativa fiquei buscando nas memórias qual situação iria relatar: humanização, desumanização... O que me veio de imediato foi a desumanização na assistência, mas esta já se encontra tão presente nas discussões, e eu queira falar sobre algo positivo do SUS. Então me veio a recordação do ano de 2007, quando me deparei com minha filha, na época com 13 anos, vítima de acidente doméstico com óleo fervente, que atingiu suas duas pernas.

Demos entrada no Hospital Regional (porta de entrada da assistência) e minha filha foi encaminhada para o Hospital Universitário desta cidade, referência materno-infantil para a região, onde a mesma ficou internada por 15 dias e neste tempo conheci um serviço humanizado. O Hospital, adepto da gestão humanizada, oportunizou à família estar presente o tempo todo, além dos amigos que lhe iam dar apoio. Contamos com ajuda da equipe de profissionais que nos davam as orientações necessárias para evitar infecção, além da colaboração de voluntários do Projeto BRINQUEDOTECA, que iam até minha filha para ajudá-la nas matérias ensinadas no colégio, repassadas pelos colegas, para que não fosse prejudicada no ano escolar.

Criança sim, miniadulto não!

Por Thaís Titon de Souza

Uma fita vermelha na porta improvisada de um pequeno espaço no Centro de Saúde do meu bairro? O que poderia ser? Olhando de fora, só o que vemos são brinquedos, livros, pufes e ursos pendurados nas paredes e nas cortinas do colorido recinto. Ora bolas, mas o que mais poderia ser senão a inauguração da brinquedoteca da Unidade de Saúde?

Para muitos, usuários e profissionais, há estranheza. Para que uma brinquedoteca e tantos apetrechos se aqui somos sérios e tratamos de doenças importantes? Por que não usaram esse espaço para alguma coisa útil? Por que não fizeram mais um consultório?

Para as crianças, nada mais do que a pura felicidade...

Antes, eram os pequenos quem mais sofriam com uma estrutura despreparada para recebê-los. Enquanto esperavam pela sua vez de tomar a vacina, ver o dentista ou conversar com o doutor sobre a dorzinha de barriga (geralmente amedrontados, diga-se de passagem), à sua disposição havia um ou dois brinquedos que podiam ser manobrados nas cadeiras da sala de espera – "pegue esse brinquedo, menina, e fique quieta para não incomodar ninguém!". O brincar nesse espaço resumia-se ao controle, controle sobre alguém de quem se esperava uma postura adequada em um ambiente para adultos (uma postura, portanto, adulta?).

Considerando o elevado número de crianças que buscam o Centro de Saúde, tanto para seu atendimento quanto para o acompanhamento de adultos, pergunto-me: por que não acolhemos esses pequenos usuários da melhor maneira possível, como procuramos fazer com todos os grandes que aqui adentram? E como poderíamos fazer isso? É aí que voltamos àquela fita vermelha na porta improvisada de um pequeno espaço do Centro de Saúde do meu bairro...

Sim, com a brinquedoteca será mais simples pensarmos em atividades lúdicas, educativas e de lazer em direção a acolhê-las (e também acolher adolescentes, adultos e idosos, por que não?). Pensamos nesse mais do que como um espaço com brinquedos, mas como um espaço cujo encantamento envolva e motive a todos a explorarem o brincar e o inventar brincadeiras, alimentando a vida-em comunidade.

Fita cortada! Vamos, então, promover, saúde e cidadania?

Para o pequeno ao meu lado, a pergunta é mais simples, mas não menos importante:

– Mamãe, amanhã depois da aula podemos voltar ao "Posto de Saúde"?

Frutos do trabalho humanizado

Por Viviane de Oliveira Santos

Tudo começou em uma reunião de planejamento das equipes do Núcleo de Apoio à Saúde da Família. Tive a ideia de pegarmos o calendário de datas comemorativas do Ministério da Saúde para programarmos algumas ações de mobilização e sensibilização para desenvolvermos durante o ano. Enquanto eu olhava aquela relação enorme de datas e suas respectivas celebrações, uma em particular me chamou a atenção – o dia Nacional da Síndrome de Down. Creio que todo esse interesse foi fruto da minha curiosidade em conhecer como era a realidade das pessoas com a síndrome em nosso município. Na mesma hora lembrei-me da Associação de Pais e Amigos do Excepcionais – APAE e as ideias começaram a fervilhar em minha cabeça. Então fiz a minha sugestão – que tal se comemorássemos aquela data na APAE? A equipe concordou, ficamos de pesquisar e refletir sobre o assunto, e agendamos uma visita para conhecer a realidade da APAE no município para confirmarmos a possibilidade de alguma ação ali.

Nos dias seguintes, pesquisamos sobre a síndrome de Down e fomos até a APAE para conhecermos e saber como o NASF poderia cooperar com a associação. Para nossa surpresa ali existiam tantas outras crianças e adolescente, com outras síndromes e patologias, carentes de atenção, que isso só me motivou mais ainda. Nas pesquisas partilhadas nos estudos de grupo e em conversas com a coordenação da associação, percebemos que o cuidado com a higiene pessoal era uma das principais problemáticas enfrentadas por eles.

A equipe inteira começou a planejar. Tivemos várias ideias e tentamos colocar todas elas em ação, e convidamos a equipe de saúde bucal para ensinar, fazer escovação assistida e a aplicação de flúor. Preparamos caça-gravuras com o tema higiene pessoal, já que a maioria não sabia ler. E conseguimos montar *kits* de materiais educativos para eles com alguns recursos que estavam esquecidos há uns dois anos no almoxarifado da Secretaria Municipal de Saúde. Eu tinha algumas fantasias infantis em minha casa e propus que nos vestíssemos com elas e colocássemos os jalecos por cima, a exemplo dos doutores da alegria; assim eles poderiam associar saúde a alegria. Lembrei também de algumas músicas que ouvia na minha infância que falavam sobre práticas de higiene. A equipe gostou das ideias, fizemos pesquisas na internet e encontramos várias dessas músicas. Para ficarmos mais atrativos na hora das músicas, preparamos coreografias e confeccionamos alguns acessórios gigantes com emborrachado como: dente, escova, mãos, fio dental.

No dia do evento estávamos todos lá caracterizados com perucas, roupas coloridas e de palhaço nos apresentando, e dissemos que estávamos ali para comemorar o Dia Nacional da Síndrome de Down. Iniciamos as atividades com a educadora física do NASF, que fez um alongamento apropriado para eles. Depois, a odontóloga pegou o *kit* Bocão e chamou um deles para explicar como se fazia a escovação; conforme demonstrava, ia explicando a forma mais adequada. Na sequência, eles puderam aprender com a prática, pois ela fez a escovação assistida de cada um deles. Enquanto isso, fizemos as entregas dos *kits* educativos e aplicamos as atividades de caça-gravura. A cada gravura encontrada, perguntávamos para que servia e como se utilizava. Quando eles respondiam, dávamos as orientações que faltavam. Dessa forma conseguimos tempo suficiente para que todos fizessem a escovação e a aplicação de flúor tópico. Fiquei impressionada com o comportamento deles, todos eram atentos e participativos. Alguns apresentavam patologias sérias que limitavam os movimentos de pernas e mãos, mesmo assim conseguiam fazer as atividade com perfeição.

Concluída a escovação, levamos eles para um espaço mais aberto, pusemos as músicas que havíamos preparado, que por sinal eram muito animadas, e fizemos cada uma das coreografias educativas; eles acompanhavam e pediam para repetir todas elas. Depois colocamos algumas músicas da atualidade, que estão mais presentes na mídia, essas eles já conheciam. A nossa surpresa com o desempenho e a alegria deles foi imensa. Como havia alguns cadeirantes, pedimos a eles que dançassem com podessem, com os braços, o tronco e a cabeça. Para que eles pudessem interagir mais fizemos trenzinhos, durante as músicas, e eles eram empurrados na frente, puxando toda a fila. Seus olhos refletiam tanta pureza e alegria que nem tínhamos vontade de parar. Quando tivemos que nos despedir eles pediam para que não fôssemos, que ficássemos mais. Então nos comprometemos a voltar outras vezes.

Fiquei muito feliz com o trabalho de toda a equipe, pois éramos todos diferentes e iguais naquele momento. Senti-me muito mais humana depois desse dia, perceber com atitudes tão simples podem trazer esperança e alegria. Observei que esse tipo de ação não interfere apenas no público a que se destina, mas integra e estimula a equipe. Atualmente o NASF está desenvolvendo um projeto para ser aplicado na APAE e conta com o apoio de todos os profissionais da equipe – assistente social, psicóloga, nutricionista, educadora física e fisioterapeutas.

O bom trabalho sempre resulta em bons frutos!

Alegria de viver

Por Patrícia Carla Souza Costa

Uma experiência na área de humanização no hospital em que eu trabalho é o grupo do Mama Fest. São as mulheres que tiveram câncer de mama e fizeram o procedimento cirúrgico, submetendo--se à mastectomia.

O projeto foi idealizado pela fisioterapeuta Karla Mendonça Rodrigues e pela psicóloga Regina Célia Pereira Macedo. Ambas são funcionárias da oncologia e acompanham essas pacientes desde o diagnóstico até o final do tratamento. Esse projeto já existe há 10 anos.

Os encontros são semanais, às terças-feiras, e as pacientes confraternizam- se, dividem suas angústias, fazem ginástica laboral, assistem filmes, fazem lanches coletivos, dançam e existe um subgrupo que é o Mama Arte, que desenvolve trabalhos manuais, inclusive que são colocados à venda em estandes nas feiras de artesanato de Sergipe.

O que chama a atenção são as atividades de passeios coletivos, trocas de experiências entre as pacientes, a socialização das mesmas que tendem ao isolamento social e as atividades que aumentam a autoestima.

É um trabalho de humanização belíssimo. É mostrar ao ser humano que, apesar do diagnóstico, de toda dor e comoção, ainda existe a alegria de viver. É compartilhar com o outro angústias e saberes e ter a certeza de que não está sozinha, de que pode contar com alguém e de que não é diferente das outras mulheres.

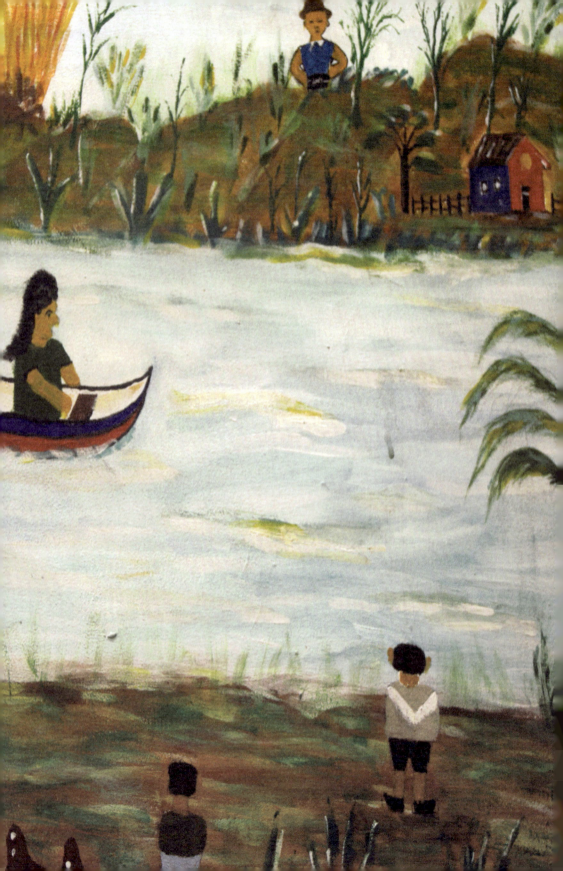

Humanizar é resgatar autonomia

Vivência de humanização

Por Eunice Maria Alves

Sempre atendo usuários em diferentes situações de vulnerabilidade social. Entretanto algumas situações que chegam ao hospital ainda me surpreendem, especialmente por perceber a que ponto chegou às sequelas da questão social em nosso País. Em 2012 atendi uma senhora de aproximadamente 35 anos de idade que estava em uma situação caótica. Quando cheguei ao HU, ela estava deitada no chão, na porta do ambulatório de serviço social e aparentemente estava dormindo. O relato dos seguranças e dos demais usuários do hospital era que a mesma estava provavelmente drogada ou alcoolizada e assim que o hospital abriu as portas ela se deitara ali e recusava-se a ir embora sem atendimento.

Aproximei-me e ao apresentar-me como plantonista do dia, ela, com a voz confusa e um pouco alterada, disse que estava à minha espera, pois queria se tratar e sabia que ali resolveria seus problemas. Contrariando as recomendações dos vigilantes que temiam pela minha segurança, abri o setor e a convidei a entrar para o atendimento. Após uma escuta sensível, resgatando sua história de vida, confirmei que de fato se tratava de uma moradora de rua, com perda de vínculo familiar há muitos anos, dependente química, com uso constante de vários tipos de drogas e soropositiva. Ela relatou que não fazia tratamento, alegando não possuir documentos e comprovante de residência, o que a impedia de fazer o cartão do SUS.

Após contato com a rede de assistência a dependentes químicos no estado e no município, fiz um encaminhamento para atendimento e provável internamento. A mesma agradeceu e salientou que "fazia muito tempo que não era tratada como gente". Disse que estava fazendo apenas o meu trabalho e ela continuou insistindo que vivia como lixo humano, excluída socialmente e em todo lugar que chegava era tratada como escória. Falou ainda que não esqueceria aquela conversa, embora acreditasse que ainda não pudesse livrar-se da dependência química, pois "estava completamente dominada". Relatou ainda que naquele dia havia decidido matar-se, "acabar com tudo de vez", porém aproveitou um momento de lucidez, pois não havia se drogado na noite anterior, e resolveu tentar um último recurso, depositando sua última esperança neste atendimento. Neste momento, tentei resgatar um pouco de sua autonomia e cidadania, mostrando a importância de não desistir de lutar, e mostrando que buscar ajuda já era o primeiro passo para a mudança.

Ela pegou o encaminhamento para a Secretaria da Paz e agradeceu mais uma vez. Suas últimas palavras porém me fizeram perceber que o futuro era incerto: "se eu conseguir chegar lá... se a droga não me pegar primeiro". Também tive dúvidas. Minha única esperança era de que aquela escuta sensível tivesse feito alguma diferença. Acredito que humanizar é um resgate da autonomia do outro, e neste sentido o diálogo é fundamental.

235

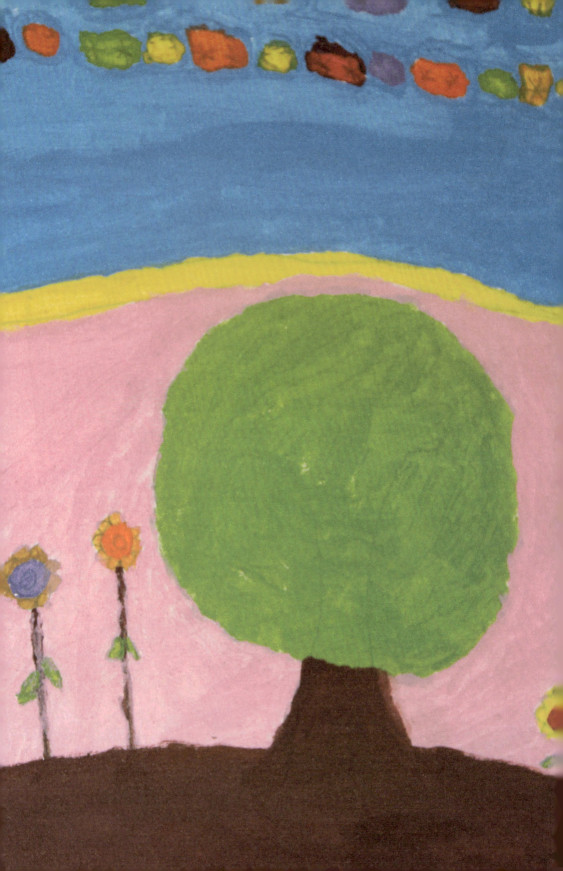

Humanizar é respeitar

238

Humanizar é respeitar

Por Josiana Salvador Marinho Lima

Ao atender uma paciente idosa em acompanhamento de controle de dengue, ela informou que não gostou da forma como foi atendida na Unidade de Saúde no dia anterior. Perguntei o que tinha acontecido para ter-lhe causado aquela insatisfação.

Relatou que tinha passado pela consulta médica e foi encaminhada para fazer a hidratação venosa. Ao ser atendida para a realização do procedimento, comunicou ao profissional da sala que o braço escolhido para o procedimento tinha limitações e sentia dor ao ser manipulado, e que o mesmo não a escutou e continuou a realização da punção. Na segunda tentativa para a realização do procedimento, ela voltou a insistir que poderia ser no outro braço, e o profissional perguntou-lhe se ela tinha feito o curso de enfermagem, dizendo que ela estava atrapalhando o seu trabalho e continuou o procedimento.

Depois do relato da paciente, informei que o profissional seria chamado para conversar sobre o fato ocorrido.

A idosa não teve a sua queixa ouvida e sua necessidade compreendida pelo profissional. O profissional infringiu o Código de Ética dos Profissionais de Enfermagem Art. 27 – "Respeitar e reconhecer o direito do cliente de decidir sobre sua pessoa, seu tratamento e seu bem-estar".

Humanizar refere-se, portanto, à possibilidade de assumir uma postura ética de respeito ao outro e de acolhimento. O profissional tem que ouvir, compreender, acolher e respeitar as opiniões e necessidades dos usuários e não somente prestar uma assistência mecanizada e tecnicista, sem reflexão de suas atitudes.

Respeito ao profissional

Por Adriana Cristina Pereira

Paciente gestante, chegou à unidade de saúde com idade gestacional de 25 semanas, para iniciar a uma consulta de pré-natal, acompanhada de familiares, onde foi acolhida e marcada consulta posterior para dois dias. Os mesmos foram orientados a trazer a documentação adequada para uma consulta, e como a mesma falou que não tinha cartão do SUS foi orientada a ir urgentemente à Secretaria de Saúde para sua confecção, uma vez que esses documentos são necessários para o preenchimento adequado das fichas de cadastramento do pré-natal, de acordo com a normatização do MS.

Os mesmos não aceitaram as orientações dadas pela enfermeira, começando uma agressão verbal e desacato ao servidor público em exercício de sua profissão. A direção tentou amenizar os ânimos da família, reexplicando a importância da documentação para o preenchimento adequado do pré-natal. Os familiares não aceitaram as orientações e começaram a gritar e dizer que a unidade não funcionava, que estávamos burocratizando o atendimento e, com palavras chulas e em voz elevada, agrediam-nos e, em tom ameaçador, diziam que essa situação não ia ficar assim, que nós nos preparássemos.

Mediante a toda a situação de medo e constrangimento, o caso foi parar na delegacia, pois o pai da paciente ainda compareceu outras vezes na unidade para nos ameaçar. Foi movida uma denúncia contra a família e o caso teve audiência logo em seguida, sendo resolvido na delegacia, com várias súplicas de perdão da família e do advogado dos mesmos para não movermos outra ação por danos morais, quando resolvemos perdoá-los e encerrar o caso.

Reflexão

Por Fernanda Cardinali

A minha vivência profissional tem mostrado como é importante a reflexão cotidiana sobre os processos de trabalho, considerando que são esses processos que permitem aos profissionais atenderem às demandas com maior autonomia, coerência e agilidade.

Encontro hoje no meu ambiente laboral a facilidade de termos uma equipe que dialoga, que mantém o interesse em pensar e realizar as mudanças que se fazem necessárias para uma prática humanizada. Essa é nossa fortaleza!

Por outro lado, observo certo distanciamento dos gestores, que parecem não considerar as particularidades de cada comunidade atendida nas UBS's do município e tentam implementar processos de trabalho sem ouvir os profissionais inseridos nessas realidades. O problema talvez seja a falta de uma escuta sistematizada, elemento que a meu ver é a base para uma construção humanizada. Dessa forma, as experiências vivenciadas no dia a dia nem sempre são consideradas e talvez venha daí a fragilidade em manter os profissionais que fazem parte do quadro funcional.

Outro aspecto a ser repensado é a valorização do planejamento do processo de trabalho. Observo que os próprios profissionais nem sempre aproveitam os momentos de construção coletiva, entendendo as divergências e as discussões sobre as mesmas como uma "perda de tempo". Agora mesmo, estamos construindo um protocolo de acolhimento e, como era de se esperar, surgiram pontos conflituosos e durante as reuniões tenho ouvido com frequência que "desse jeito não vamos terminar o protocolo nunca...". Terminar esse instrumento é importante, sendo objetivo de todo o grupo, mas sem essas discussões corremos o sério risco de construir um documento vazio, cuja aplicabilidade ficará seriamente comprometida.

Apesar de prevista no Plano Municipal de Saúde, a Educação Permanente ainda não é uma realidade local. Existe a abertura para que os profissionais enriqueçam seus conhecimentos, mas não está claro de que forma esses novos conhecimentos poderão ser aplicados para a melhoria dos processos de trabalho, considerando que a gestão mantém uma postura determinista e, em alguns momentos, impositiva.

Entendo que nossa experiência profissional é hoje ainda muito valorizada pelas tarefas que temos que cumprir... o processo de avaliar a realidade, compreendendo suas particularidades e pensando criticamente sobre as mesmas, não tem valor como parte do processo laboratório. Sinto que essa dicotomia esvazia nossa prática... talvez por isso, por mais que façamos todos os dias, temos sempre a sensação de que nada estamos fazendo!

O desafio maior é tentar minimizar tal distanciamento (teorização e prática) mesmo diante dos obstáculos colocados pela gestão. É um trabalho de cada um e de todos ao mesmo tempo. Implica o incentivo às construções coletivas que mobilizem e transformem a prática profissional; que garantam o acesso a profissionais receptivos e satisfeitos com o trabalho (e não apenas com as tarefas) que exercem; que garantam assim uma prática humanizada – entre seres humanos, da forma mais ampla que esse contato possa acontecer!

243

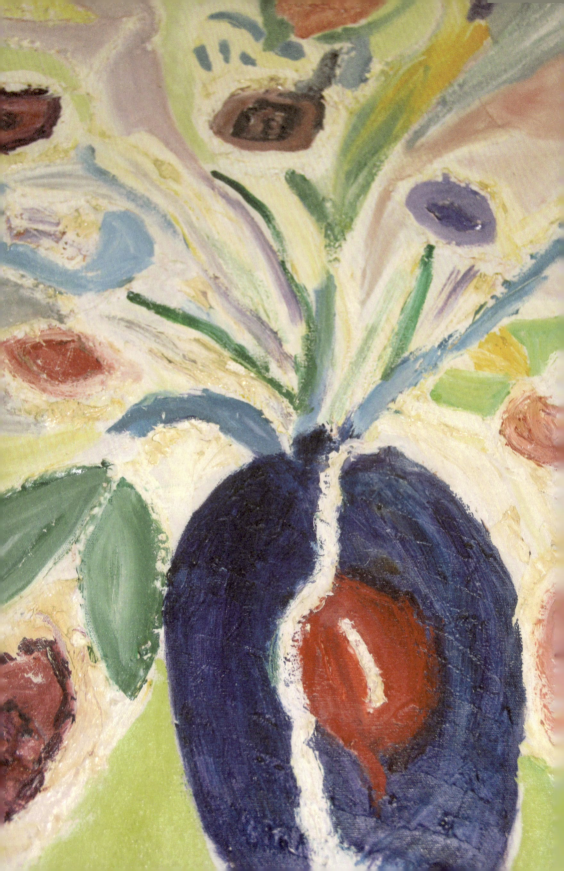

Humanizar é
ser gentil

246

A Nova Caminhada de Seu Jeremias...

Por Tatiana Teresa Lima Miranda

Era uma quarta-feira de setembro de 2011, acordei com sono, como sempre, e fui, como faço há 14 anos, receber e atender "meus" idosos. Já eram 10 h da manhã e, nesse horário, o fluxo de pacientes já está bem menor e você consegue observar mais quem entra e quem sai. Nesse momento chega um homem bem falante empurrando a cadeira de seu amigo e vizinho e tentando, com elogios, agendar a fisioterapia dele, que pouco falava.

Seu amigo, que chamarei de Jeremias, era um homem que tinha acabado de completar 60 anos, forte, negro, que passou 30 anos da vida dirigindo um caminhão, imaginem como era livre... De repente, em abril de 2011, sofreu um corte no dedo do pé, que não cicatrizava, procurou atendimento, descobriu que tinha diabetes, amputou o dedo e, em maio, a perna. Nunca tinha procurado um médico, era como ele dizia, "cheio de saúde"!

Diante dessa história, fiz o agendamento de Seu Jeremias e, pela demanda reprimida, ele seria chamado em 3 meses. Nesse tempo muito coisa poderia acontecer! Fui para minha casa e não conseguia parar de pensar em Seu Jeremias, de onde este homem estava tirando forças? Um homem que há quatro meses era forte, "saudável", independente e principalmente livre!!!

Quando cheguei no outro dia ao trabalho, a primeira coisa que fiz foi ligar e chamar Seu Jeremias para começarmos seu tratamento fisioterapêutico. Eu estava mais feliz do que ele, tentaria, na medida do possível, deixá-lo mais independente possível. Era o que eu poderia fazer pela sua liberdade! Só tinha um pequeno detalhe: eu não tinha experiência com recuperação de amputados!!! E agora? Tentei com amigos e ninguém tinha vaga naquele momento. Tinha que ser eu! Falei com a gestora, e caiu no meu "colo" uma capacitação de próteses e órteses. Nessa capacitação eu soube da seleção para preceptores do PET (EP), fiz a seleção (se eu não estivesse nessa capacitação, jamais saberia) e fui selecionada. Por causa dessa seleção, fui indicada para a "nossa" especialização para preceptores e me redescobri...quem diria?? só eu...

Começamos a sua recuperação motora, ao mesmo tempo em que mobilizei todos numa "força-tarefa", e conseguimos: cadeira de banho, de rodas e solicitamos a prótese que nesse momento era o sonho de Seu Jeremias, e o meu, de colocá-lo em pé e andando. Podem ter certeza, não sei quem tinha mais medo: Seu Jeremias ou eu. Já se passavam dois meses e Seu Jeremias já estava muito bem, mais feliz, porém ansioso.

Quando estava terminando um atendimento e levando o paciente na porta de saída, surge Seu Jeremias com seu inseparável amigo empurrando a cadeira e ele, com os olhos cheios de lágrimas, trazia no colo seu "troféu": a prótese. Esse dia nunca mais esqueço, aquele homem forte que hoje entrava no serviço, carregando no colo todo o seu sonho, toda a sua liberdade que poderia trazer de volta!

Enfim, fizemos o treino de marcha de Seu Jeremias. Ele voltou a se sentir um pouco mais livre, independente e capaz de fazer conquistas com suas limitações. Teve que se mudar para outro município da Paraíba, e conseguimos, com a ajuda da gestora, fazer uma "ponte", e ele continuou o tratamento lá.

Com essa experiência, tirei a grande lição que "gentileza gera gentileza" e Seu Jeremias nem sabe: estou aqui hoje por causa dele. Sem você esperar, o universo conspira a favor quando fazemos o nosso melhor, porque limitações todos temos e teremos!!!

249

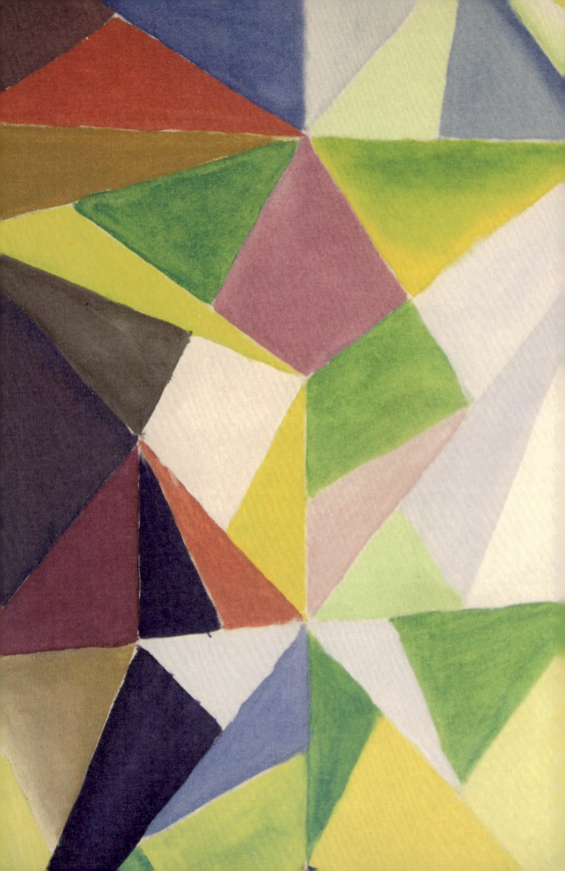

Humanizar é ser solidário

252

Solidariedade

Por Clivia Beltrame

Quando me propuseram realizar uma narrativa a respeito da humanização, de cara gostei da ideia. Lembrei de uma paciente que atendíamos e desejava parar de fumar, mas não conseguia abandonar o vício no momento. Ela havia descoberto, recentemente, que era diabética do tipo 2 e, mais do que medicação, alimentação balanceada e hábitos de vida saudáveis, precisaria parar de fumar. Porém, a mesma estava sofrendo, pois alguns familiares e profissionais da área da saúde a deixaram assustada e até a fizeram sentir-se culpada pelo tabagismo.

Certa manhã ela veio me procurar e conversamos. Ela, chorando, relatava que sofria com a situação, porém em seu relato percebi que o cigarro era visto pela mesma como uma "bengala", já que sua mãe havia falecido recentemente.

Depois de conversarmos francamente, nós, paciente e profissional, decidimos que iríamos lidar com cada demanda que ela relatava passo a passo, ou seja, esta seria encaminhada, dentro dos recursos da Unidade Sanitária de Saúde, para uma equipe multiprofissional e NASF junto. Ela precisou de consultas médica e psicológica e viria comigo, enfermeira, para irmos ajustando algumas demandas conforme fossem necessárias.

Depois de alguns meses, quando ela se sentiu preparada, propusemos então a diminuição contínua do cigarro e a participação no grupo de tabagismo. A mesma conseguiu parar de fumar.

Conforme as diretrizes do Plano Nacional de Humanização 2012:

> "... fomento à autonomia e protagonismo dos diferentes sujeitos implicados na produção de saúde, o compromisso com a ambiência e com as condições de trabalho e cuidado, a constituição de vínculos solidários, a identificação das necessidades sociais e organização do serviço em função delas, entre outras" (p. 42).

Pensei que um relato de caso se enquadraria e, portanto, resolvi falar sobre a solidariedade, que, pela sua definição, penso ser essencial nas relações, não somente entre profissional-paciente mas entre preceptor-aluno.

Mais do que empatia e colocar-se no lugar do próximo, ter solidariedade profissional e tomada de decisões, na minha concepção, o vínculo solidário é um objetivo ser alcançado.

Ela tinha o principal...

Por Patrícia Claus Rodrigues

Quando eu estava no meu primeiro ano da graduação, nossa professora de Saúde Pública, que era responsável pelo distrito de saúde de Belém, na cidade de São Paulo, levou-nos para conhecer um abrigo mantido pela prefeitura para moradores em situação de rua.

O lugar era pequeno e muito escuro; eles almoçavam e passavam o tempo, que eles tinham muito, lá; ; a maioria não tinha atividade nenhuma no seu dia e era dependente química.

Nossa professora não nos deu muitas orientações; falou-nos que quem quisesse conversar com eles poderia... apenas isso.

Vi o quanto aquelas pessoas sofrem e que elas não possuem aparentemente nada além de suas lembranças e da compaixão alheia, pois muitas não sabem onde estão seus familiares e contam com a ajuda dos outros para comer e vestir–se.

Ao entrar em uma pequena sala desse local, vi uma pessoa vestida de branco agachada à frente de um dos moradores em situação de rua, realizando um curativo na perna; era uma lesão extensa... ela tinha pouquíssimo material, apenas gazes e atadura... Essa pessoa era uma voluntária. Ela quase não tinha material para tratar aquela lesão. Mas tinha o principal...

Realizar os procedimentos com amor

Por Gilmara de Almeida Palmeira

Aconteceu durante um estágio do curso técnico de enfermagem. Os alunos estavam fazendo Clínica Médica na enfermaria masculina e havia dois pacientes moradores de rua acamados. Eles estavam com um odor fétido muito forte em razão de urina e fezes acumuladas na fralda. Os funcionários estavam reclamando e de certa forma nenhum deles queria levá-los ao banho de aspersão. Então os alunos se ofereceram gentilmente. Demonstraram alegria o tempo todo, e uma das alunas me perguntou se poderia escovar os dentes deles; eu informei que não havia escova, nem roupas. Ela, sorrindo, disse-me que tinha a escova e que a roupa pediria para seu esposo deixar lá. Eu concordei. Um desses pacientes foi transferido para outro hospital e agradeceu às alunas dizendo que após o banho se sentiu bem melhor. No decorrer dos outros dias elas faziam questão de cuidar do outro paciente que continuou internado e ajudavam-no até na alimentação. Quando acabou o estágio, elas disseram que iam sentir falta dele e se despediram com muita tristeza.

Sempre quando vivencio estas experiências fico feliz, pois sei que ainda existem bons profissionais, pessoas que estão buscando ajudar o seu próximo. Falo para meus alunos que algumas pessoas precisam apenas de um pouquinho de atenção, de um toque ou um simples sorriso, basta isso para presenciar uma melhora no quadro clínico do paciente. Falta prescrever "realizar todos os procedimentos com amor" no prontuário do paciente.

Ninguém humaniza se não for humanizado. Trabalhar cuidando de pessoas doentes nunca foi fácil, mas se for feito com amor se torna gratificante!

257

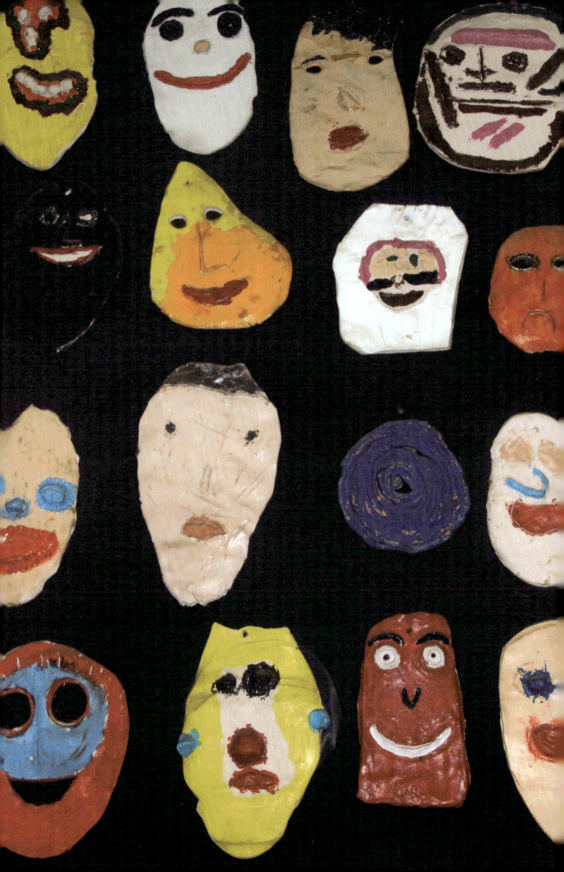

Humanizar é ter bom humor

260

Nem a galinha da sua mãe e nem o cachorro do seu marido

Por Girlene Machado Lima

Estava no último mês de gravidez, a cirurgia que deveria ser no sábado foi adiada por causa de uma gripe horrorosa que havia se instalado em mim. O médico obstétrico me encaminhou para um otorrinolaringologista que, depois do seu parecer, remarcaria a cesárea.

Era uma sexta-feira, eu e meu marido ligávamos desesperadamente em busca de um especialista quando finalmente conseguimos marcar para o final daquela mesma tarde. Estacionamos o carro e, ao entrar no estabelecimento, o cheiro de mofo nas paredes deixou-me mais sufocada.

Sentei para aguardar a minha vez, com uma respiração pesada, cheia de secreção e com uma bebezinha tão grande dentro de mim que quando se mexia batia em alguma parte de um dos meus órgãos internos. Meu nariz ficou uma bola, assim como meus pés. Andava como uma patinha, mas mesmo com tantos incômodos era um momento glorioso. Durante o final da gravidez, a barriga enorme serviu de mesinha para fazer as bonequinhas de lembranças que seriam distribuídas na maternidade.

Finalmente a atendente chama meu nome… Eu e meu marido entramos na sala do doutor, que depois de me examinar diz:

– É... realmente a cirurgia deve ser adiada.

Preocupada, pergunto: Doutor, e se a neném quiser nascer antes?

– Salve-se quem puder! – Respondeu imediatamente o médico. Depois desta atitude, fiquei pensando qual era a dele em me dar essa resposta em um momento tão delicado.

Meu marido, querendo prolongar a consulta, inventa de comentar sobre a galinha de capoeira que minha mãe iria preparar no dia seguinte para o almoço antes da adiada internação. Foi quando o médico olhou para mim e disse:

– Você não pode comer nem a galinha de sua mãe, nem o cachorro do seu marido!

Depois desta recomendação médica, claro, cai numa gargalhada seguida de tosses recheadas e acompanhadas de um som robusto que serviu de expectorante.

Entrei respirando mal, saí aliviada. Talvez concluísse: o médico agiu de forma desumanizada, porém a vida revelou uma habilidade humana capaz de tornar leves as situações adversas – o bom humor.

263

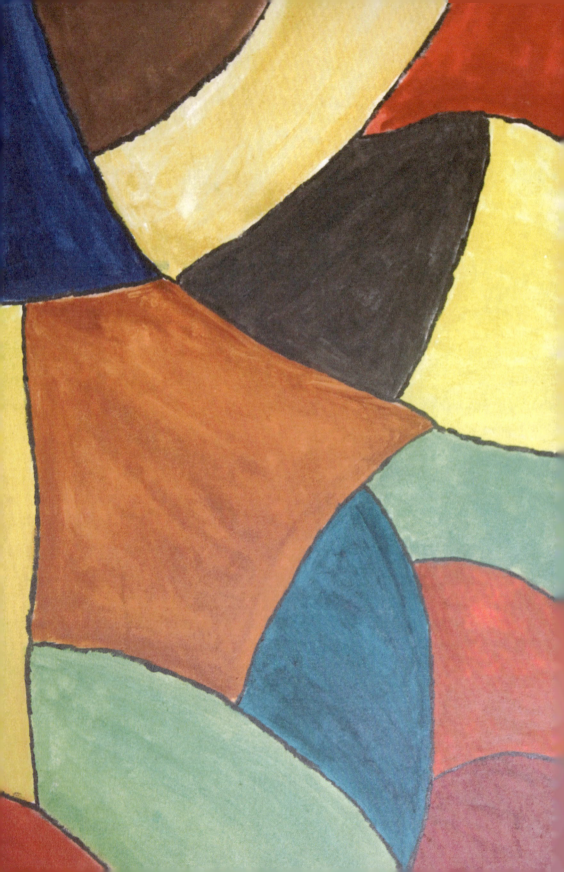

Humanizar é trabalhar em equipe

266

Chega de filas!

Por Fábio Jorge Ramalho de Amorim

Todos os dias, ao passar na porta da unidade de saúde da família que trabalho, vejo pessoas chegando cada vez mais cedo para poderem se aventurar a conseguir marcar seus exames, e estes muitas vezes demoram para ser liberados no sistema, e quando são, ocorrem em quantidade insuficiente para atender a todas as unidades. Os profissionais, na vontade de atender a todos os usuários, muitas vezes entram no sistema em vários horários, principalmente logo ao chegar pela manhã, a fim de verificar se está disponível determinado exame, para marcar rapidamente para seus usuários, pois se demorar e deixar para depois, profissionais de outras unidades podem marcar para outros usuários primeiro, deixando, dessa forma, de atender os pacientes de sua unidade. Com o sistema em uso há redução das filas, mas não na demora no atendimento das necessidades da população.

Uma das grandes propostas da Política Nacional de Humanização, humaniza SUS era/é a redução das filas e o tempo de espera, com ampliação do acesso e atendimento acolhedor e resolutivo baseados em critérios de risco.

Trabalhamos em equipe

Por Paula Quitéria da Silva Ferreira

Uma vivência significativa ocorreu em plena manhã de domingo de Páscoa, em que fui solicitada pela UTI pediátrica para acompanhar uma notícia de óbito (comunicação de notícias difíceis), de uma criança de dois meses que tinha falecido durante a noite no setor, porém só entraram em contato com os pais pela manhã. Ao chegar a porta da UTI, os pais estavam desesperados, pois sabiam da gravidade do estado clínico do filho. Então, junto com a assistente social, levamos os pais para a sala de psicologia e acolhemos o casal.

Iniciamos o processo de comunicação levando em consideração vários fatores que influenciavam na dificuldade de aceitação da notícia, pois era um casal jovem, primeiro filho, nunca tinham vivenciado perdas parentais, a mãe teve uma gravidez de risco e passou muito tempo hospitalizada. Percebemos que, mesmo sendo acolhidos e ouvidos, eles desejavam "escutar o médico"; levamos em consideração o lugar simbólico do médico no hospital e principalmente durante uma notícia de óbito. Diante disso, buscamos a intensivista do plantão, que não fora a que acompanhou o caso.

Então, mediante a situação ela foi até a sala da psicologia e falou sobre o processo de adoecimento da criança, já que a mesma tinha chegado à UTI naquela noite, e das possíveis causas do óbito, valendo-se da empatia e de uma boa comunicação. Como uma das suspeitas do adoecimento foi a gripe A, ela orientou os pais sobre a doença e o processo de notificação, encaminhando-os para os serviços especializados. Os pais saíram do atendimento agradecidos, mesmo tendo a dor da perda de um filho.

Percebemos que esse atendimento foi humanizado, pois além do *feedback* dado pelos pais, ele contemplou o trabalho interdisciplinar, o acolhimento, a empatia, a comunicação, a orientação e os encaminhamentos.

Trabalhar em equipe é humanizar

Por Sindaya Belfort

Trabalho em uma Unidade de Saúde da Família, um espaço que abriga várias equipes e toda a diversidade de categorias profissionais que isso implica (são cerca de dez categorias diferentes).

Uma das maiores queixas que existe é a dificuldade de comunicação e os problemas advindos dela. No entanto, o que observo é mais sério: é a falta de empatia, de conseguir colocar-se no lugar do outro para melhor compreender a queixa trazida e, a partir daí, fazer uma escuta qualificada. Isso acarreta um atendimento frio, pautado por normas e protocolos que são seguidos mecanicamente, em vez de considerar a queixa apresentada e compreender a história trazida pelo paciente.

Essa realidade não é algo percebido apenas na unidade onde trabalho, mas em várias outras, em algumas chegando a interferir seriamente nas relações de trabalho.

Uma experiência que considero muito positiva foi um trabalho desenvolvido por mim e outra colega com todos os servidores de uma unidade de saúde do município. Durante um ano foram realizados oito encontros com duração de três horas cada, com o objetivo de favorecer a reflexão e o autoconhecimento através de dinâmicas, brincadeiras e vídeos. O foco maior foi o individuo que aprende/reaprende a olhar para si, sem julgamentos e críticas, para, a partir daí, ampliar a visão e conseguir enxergar o outro. Esperava-se após os encontros que os participantes desenvolvessem atitudes mais positivas com relação à importância e o impacto que o atendimento mais humanizado causa na saúde individual e coletiva.

Durante os encontros, nos momentos das atividades e nas avaliações realizadas, os participantes verbalizaram/escreveram que as atividades desenvolvidas os ajudaram a pensar maneiras novas e/ou diferentes de perceber o trabalho, as relações pessoais, não só no ambiente profissional, mas também com os amigos e familiares.

Pessoas que não se conheciam, apesar de trabalharem no mesmo espaço, descobriram coisas em comum; outras estreitaram as relações. A criatividade e a desinibição também foram estimuladas, tornando as pessoas mais leves e alegres.

Apesar de termos encontrado resistências da parte de alguns em repensar as atitudes pessoais, considero que espaços como este, de reflexão e discussão horizontal, não hierarquizada, sobre o ambiente e as relações de trabalho, são importantes para que os profissionais percebam a importância do acolhimento no cuidado de saúde.

Eu voltei para ficar, porque aqui é meu lugar

Por Gianne de La-Rocque Barros Warken

Um paciente foi internado no Hospital das Clínicas após uma verdadeira peregrinação por outros hospitais, sem sucesso, na capital. Foi atendido por uma equipe multiprofissional que forneceu o diagnóstico de uma doença pulmonar, a qual o tornaria dependente de suporte de oxigênio pelo resto de sua vida. Agora, com 42 anos, casado e pai de três filhos menores e residindo no interior, em local de difícil acesso e sem luz elétrica, como voltar para lá sem ter as mínimas condições de fazê-lo?

O serviço social acionou o Ministério Público, a Secretaria de Estado e a Prefeitura do município, sendo firmado um termo de ajuste de conduta entre esses órgãos, cabendo ao Ministério Público supervisionar a atuação dos demais. O papel de acompanhamento de todo o processo pela equipe de saúde com corresponsabilidade e buscando parcerias com outros órgãos e instituições, foi de suma importância para que o desfecho fosse feliz. O paciente conseguiu todas as condições necessárias para poder sobreviver junto com a sua família, no seu local de origem. O que nos remete a uma reflexão, de que juntos podemos fazer a diferença, que juntos somos uma potência.

Rodas de conversas

Por Ana Luiza Andrade Melo

A vivência de prática humanizada no meu cenário profissional foi incentivada por uma proposta do programa PET-saúde que tinha, entre as suas estratégias, a de desenvolver nas unidades básicas de saúde, junto com os alunos, práticas voltadas para humanização. Foi a partir deste momento que passamos a discutir, na unidade, junto com todos os profissionais e alunos, como poderíamos trabalhar a PNH em nossa unidade, pois não se humaniza da noite para o dia.

Desde então, começamos a exercer uma das diretrizes da política, que foi a cogestão. Passamos a realizar "rodas de conversas" para estudar a política e relacionar com a realidade da nossa unidade. Nesse momento, percebemos que trabalhar a humanização requer acima de tudo compromisso de todos e, sem dúvida, é uma prática que tem como alicerce o trabalho em equipe. Assim, notamos que tínhamos muita coisa para modificar na nossa unidade para que o trabalho fosse mais humanizado, juntamente com opinião e participação de todos mudamos uma série de rotinas administrativas que existiam na unidade e criamos outras que percebíamos que seriam mais adequadas para o usuário, como para o serviço da unidade, e então criamos fluxogramas e protocolos de atendimento.

Passamos a focar em uma das diretrizes que foi o acolhimento, então fizemos um livro de queixa e uma sala de escuta qualificada, definimos duplas de profissionais que se revezavam diariamente para ficar com a batinha *posso ajudar?*, e nesse dia esses profissionais deixavam suas atividades corriqueiras para se dedicarem ao acolhimento na sala de espera, onde a base de tudo é a escuta, a habilidade primordial a ser desenvolvida por quem está no acolhimento.

Posteriormente avançamos dentro da política e desenvolvemos uma adaptação da classificação de risco para o atendimento em nossa unidade, separamos por alas azuis, amarelas e vermelhas, e elaboramos crachás com as respectivas cores para identificação dos pacientes. Semanalmente, tentamos fazer as rodas de conversa para trabalhar a outra diretriz, que é a valorização do trabalhador, onde vamos pontuando com os profissionais aspectos como o combate ao desrespeito para com os funcionários por parte dos usuários; a gestão e a chefia das equipes, respeitar os direitos dos trabalhadores e não apenas cobrar os deveres, cobrar igualmente de todos os trabalhadores, respeitar o profissional através de diálogo reservado, entre outros.

Iniciamos um trabalho de ambiência, mas este requer muito da gestão, e nesse ponto entrou a desumanização, pois a gestão não deu apoio nenhum ao nosso projeto.

Práticas de humanização em equipe

Por Sandra Villela

Recebemos há alguns anos um paciente carinhosamente chamado Seu Dedê, que como era recente na nossa área, resolvi solicitar alguns exames. Infelizmente ele era positivo para HIV. Na época, tínhamos na USF um trabalho integrado com estágio de terapia ocupacional e agendei uma reunião com a minha equipe da estratégia de saúde da família juntamente com a equipe do estágio de terapia ocupacional para discutirmos a melhor forma de dar a notícia a ele e consequentemente facilitar a comunicação a sua família. Iniciamos o trabalho em equipe com a terapia ocupacional onde foi dada a notícia ao paciente que teve uma repercussão enorme, pois neste momento foi descoberto que sua esposa também era portadora do vírus. Foi um trabalho bastante árduo para todos nós, porque houve um problema familiar em função do fato de a esposa ser também portadora do vírus HIV, e por seus filhos já casados estarem indignados com o fato de a mãe ter adquirido o vírus.

No primeiro momento foi muito difícil para o paciente, pois o mesmo foi abandonado por todos os integrantes da família, que resolveram levar a mãe para realizar o tratamento e conviver fora do ambiente familiar em que residia com seu esposo. A partir de então, o mesmo começou o tratamento para o HIV e desencadeou depressão. Passamos a acompanhá-lo com mais intensidade no domicílio.

Anos depois, desenvolveu a doença AIDS e doenças oportunistas além da depressão. Intensificamos mais as visitas ao domicílio para que o mesmo não se sentisse sozinho e não tentasse o suicídio, uma vez que a família nunca mais o procurou. Toda a equipe passou a dar mais apoio e muito carinho, pois sabíamos que seria crucial para ele. Mobilizamos vizinhos para apoiá-lo nos finais de semana e à noite. Tentamos convocar a família para passarmos a situação e no primeiro momento não tivemos sucesso. Depois de várias tentativas sem sucesso, ficamos sabendo que a esposa havia falecido.

Os familiares então nos receberam para conversar sobre a situação do pai. Ficou acordado o encontro no domicilio com todos os filhos. Esse encontro foi emocionante e nunca sairá da minha mente. Todos nós choramos. A partir de então, os filhos passaram a conviver e cuidar do pai. Soubemos que o mesmo faleceu muito feliz, segundo palavras dos seus familiares. Conseguiu o que mais queria, o perdão e o amor dos seus familiares. Para nós da equipe, ficou uma grande aprendizagem de humanização. Jamais seu Dedê será esquecido!

Visita domiciliar

Por Lucia de Fátima Rodrigues Gomes

O Programa de Preparação para Alta Hospitalar de um hospital universitário tem, entre suas etapas, uma visita domiciliar antes da alta e outra ou outras, dependendo da necessidade, após a alta. Como preceptora da Residência Multiprofissional em Saúde, estive em várias destas visitas. Registro que todas tiveram valores inestimáveis.

Mas a primeira me cutucou. Foi uma visita domiciliar antes da alta, que tem como objetivos encontrar com a família no domicílio e conhecer a residência para as possíveis adequações para receber o familiar após a alta. O grupo de residentes era formado pelos seguintes profissionais: uma assistente social, uma enfermeira, uma educadora física, dois fisioterapeutas, uma nutricionista, uma farmacêutica e uma psicóloga. Nós nos preparamos: lemos relatos de casos, artigos, capítulos de livros e conversamos com profissionais com alguma experiência.

Lá fomos nós....

Nossa cliente havia sido submetida a ressecção parcial de tumor cerebral e evoluído com déficit na deglutição, na fala, locomoção e respiração (estava traqueostomizada), era idosa, casada, mãe de oito filhos e morava com o esposo também idoso e com um passado de acidente vascular encefálico.

A pequena casa estava lotada de familiares e vizinhos. Até bolo nos esperava. Então, a assistente social organizou, na sala, um espaço para responder as perguntas que vieram de todos os lados. Até os vizinhos perguntaram, assim como se comprometeram em ajudar na medida do possível. Todos os residentes responderam aos questionamentos. A farmacêutica até fez desenhos para ajudar nas orientações. A assistente social e a enfermeira ajudaram na confecção de uma escala de plantão para filhos e netos. Mas os que mais se esmeraram foram os fisioterapeutas e a educadora física.

Começaram da calçada na rua (a questão da acessibilidade), para a circulação da cadeira de rodas dentro de casa, a cama que era muito baixa e o cuidador iria adoecer, a porta do banheiro, que era estreita, a colocação de barras e muitas outras sugestões. Eram sugestões e alternativas. Sei que até no quintal deram pitaco.

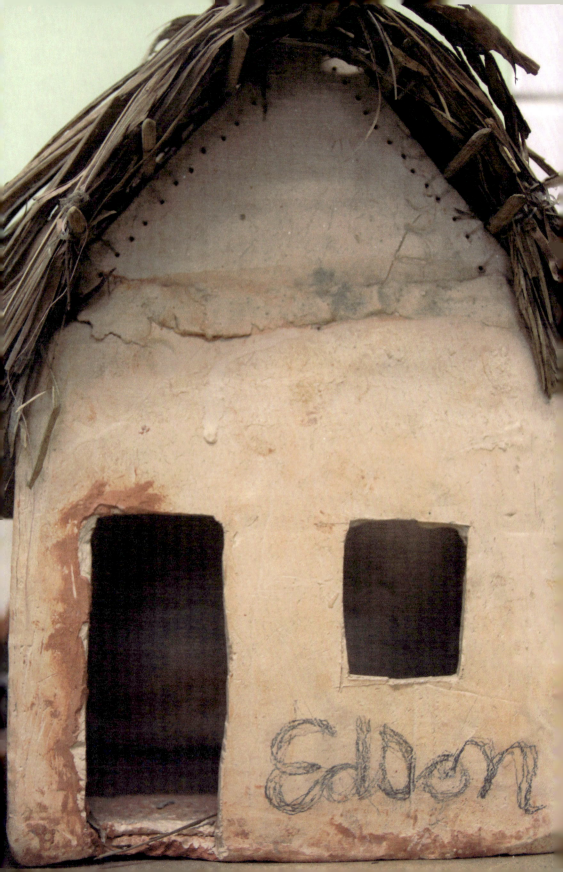

Humanizar é transformar realidades

Ziguezagueando

Por Iraci Rodrigues de Sá Telles

A formatação desse curso, permeada pelas possibilidades dialógicas em tempo real e virtual, encorajou-me a enviar essa carta a você como resposta à atividade solicitada. Permita-me, pois, não fazer uma narrativa (desculpe a incoerência), mas registrar um pouco do sentido que tenho do humanizar e desumanizar a partir da geografia de minha vivência entrelaçada com outras vivências, com seus aclives e declives, que permeiam as perspectivas a partir do local em que me encontro, e como me encontro.

Assim, poderia eu dizer que sou humanizadora quando compartilho o pão de cada dia, num café da manhã ofertado pela equipe técnica responsável pela atividade direcionada aos adolescentes usuários de S.P.A atendidos no CAPS Infanto-Juvenil Vida, com objetivo de dialogar com eles sobre "Comida". Mas também serei desumanizadora se entender que este café da manhã é apenas uma atividade que compõe a grade de oficinas denominada "Circuito da Cidadania" afinal, fui lá e cumpri o solicitado.

Serei humanizadora também, pois contribuo como voluntária para a organização da Associação que luta para e com as pessoas com transtorno mental em Sergipe, mas também serei desumanizadora, se os(as) vejo como incapazes e impotentes, e não como sujeitos lutando pela sua autonomia cidadã.

Assim, reitero o meu pedido de desculpas por não conseguir escrever sobre humanização e desumanização de forma cartesiana, já que, na minha inabilidade, não respostei conforme o requerido. Enquanto isso, na sala de minha casa, o humaniza e o desumaniza ficam ziguezagueando em minha cabeça.

Grupo de Mulheres Viver Melhor

Por Lara Verônica Brito Gomes

Esta experiência, denominada "Grupo de Mulheres Viver Melhor", desenvolveu-se no município Aracaju com usuárias da Unidade de Saúde da Família Dr. Francisco Fonseca, acompanhadas pelo Programa Saúde da família – PSF.

O Grupo de Mulheres Viver Melhor foi criado em 03/10/2005 a partir da iniciativa do Serviço Social da Unidade de Saúde da Família Francisco Fonseca. Inicialmente a intenção era promover um trabalho de grupo com as mulheres beneficiadas pelo Programa Bolsa Família, na perspectiva de desenvolver a autonomia através de uma atividade de grupo para a produção de peças artesanais.

A introdução do grupo na agenda de atividades da Unidade, a divulgação dos produtos artesanais na comunidade e os encaminhamentos feitos pelo Acolhimento em Saúde Mental, proporcionaram a entrada de novas participantes, usuárias do serviço de saúde mental, atraindo também mulheres com habilidades artesanais.

A fabricação dos objetos acontecia durante os encontros. Nestes encontros a usuária participante, detentora de alguma habilidade artesanal, passava esse conhecimento para as outras usuárias despertando, através da troca de conhecimentos e curiosidades, a percepção de que é possível desenvolver a capacidade de execução de trabalhos manuais. Os produtos feitos pelo grupo são vendidos na Unidade de Saúde durante os encontros semanais e em exposições de eventos realizados pela Secretaria Municipal de Saúde e Assistência Social.

O grupo se reunia todas as quartas, das 13:00 às 17:00 horas, na sala de reuniões da Unidade para conviver, trocar experiências, produzir e vender produtos artesanais como: tapetes, bolsas, almofadas, toalhas, bijuterias, objetos decorativos e outros. Como resultado de nossa atuação participante no grupo, podemos constatar os benefícios decorrentes da inclusão das usuárias nas atividades que são realizadas neste espaço, tais como: a ampliação das relações sociais, diminuição dos sintomas ansiosos, valorização da autoestima e o desenvolvimento de potencialidades no campo do artesanato. Consideramos a atividade uma ação de humanização no SUS.

Humanizar é criar condições para o afeto se desenvolver

Por Rosa M. A. Sá C. Albuquerque

Gostaria de relatar minha experiência com o desenvolvimento do Programa de Atenção Humanizada ao Recém-Nascido (RN) de Baixo Peso – Método Canguru. Nós implantamos este método no HEIMABA e nos tornamos referência estadual.

É uma mudança de paradigma na atenção perinatal. Aliado aos avanços tecnológicos clássicos, colocamos a mãe e o RN em contato pele a pele, de forma crescente e pelo tempo que ambos entenderem ser prazeroso, oferecemos uma atenção especial aos pais e à família, envolvendo-os nos cuidados com o bebê e oferecendo suporte para que isto possa acontecer. Com isto, conseguimos inúmeras vantagens: aumento do vínculo mãe-filho, maiores índices de aleitamento materno, diminuição das taxas de infecção hospitalar, menor morbimortalidade infantil, etc.

A partir do momento que não tratamos apenas a doença, o pulmão, etc., e cuidamos do RN em seu contexto biopsicossocial, temos que reavaliar nossas posturas, pois isto envolve o respeito e a atenção às situações vivenciadas por cada família. E posso dizer que os ganhos são de uma dimensão imensurável, não só os nossos ganhos pessoais, como também para as famílias.

Uma mãe foi à maternidade para dar o bebê após o seu nascimento. Outra mãe, usuária de *crack*, fez uso da droga no momento que foi para o hospital. Ambos nasceram prematuros e de baixo peso, não foram para a UTI, não ficaram separados de suas mães, permaneceram na enfermaria, e durante sua internação, foram amamentados. Foram trabalhadas não só as condições biológicas dos bebês, como o suporte social e psicológico destas famílias. Receberam alta, junto com as mães. A primeira desistiu de dar a criança, hoje está com mais ou menos 2 anos e durante todo o acompanhamento demonstrou cuidar muito bem dela. A segunda parou de usar droga e seu marido também, foram encaminhados a um serviço de atendimento a dependentes químicos e até onde tenho conhecimento, mudaram suas vidas.

Cabe, aqui, uma reflexão: qual o valor, quanto custa uma faixa para colocar na posição canguru? Quanto custa uma cadeira para que a mãe possa realizar o método? Quanto custa o tempo e a dedicação que a equipe empreendeu para que essas famílias pudessem ter tido a evolução que tiveram?

Encontrar o caminho

Por Simone Fialho Pereira Pimentel Martins

Em minha vida profissional trabalhei em vários cenários tais como ambulatório, pronto-atendimento, unidade de terapia intensiva, enfermaria, auditoria e preceptoria. Mas tive uma vivência que me marcou muito e que não consigo esquecer.

O trabalho com pacientes graves sempre foi doloroso para mim. Nunca lidei bem com paraplégicos, por exemplo. Principalmente por saber que só a morte os libertará daquela condição, e eu sempre me colocava no lugar deles e achava justo estar deprimida, apesar de dizer para eles que eles deveriam reagir.

Mas a história que mais me marcou foi quando atendi um mendigo, alcoólatra e desnutrido. Ele estava internado no isolamento da enfermaria em que eu trabalhava e tinha uma infecção que não me lembro onde. Mas era bem séria e ele possuía muitas feridas espalhadas pelo corpo. O tempo passou e ele se recuperou. Ficou por mais de um mês no hospital sob meus cuidados. E eu cuidava dele com todo o carinho e dedicação que sempre dou aos meus pacientes. Sem preconceitos quanto à situação dele. Para mim ele era mais um paciente que precisava dos meus cuidados. Ele foi embora com toda a sua saúde estabelecida.

Tempos depois eu estava trabalhando no pronto-atendimento Municipal de Vitória e fui atender mais um paciente. Durante o atendimento eu não me lembrei dele. Mas ele narrou para mim tudo o que eu tinha feito por ele e me agradeceu. Disse que parou de tomar bebida alcoólica, que saiu das ruas e que estava trabalhando e morando com sua família. Após ele me fazer recordar do atendimento que dei a ele, eu o elogiei e disse que ele estava com uma aparência muito boa. Na verdade, estava irreconhecível.

Eu me senti realizada. Fico feliz por poder ajudar alguém a encontrar o seu caminho e poder devolver a saúde para alguém que não tinha esperança de nada, por ser um morador de rua.

287

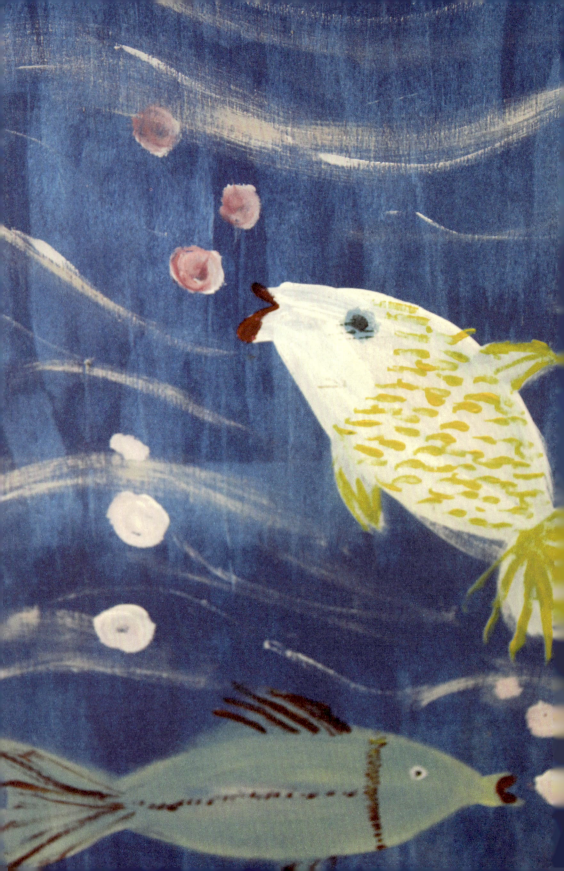

Humanizar é valorizar a vida

290

Uma lição de vida

Por Patrícia Carvalho

Certo dia, fui chamada para atender um lactente de dois meses de vida, que havia feito correção cirúrgica de uma malformação esofágica e recebido alta há dois dias. Retornou grave e em franca insuficiência respiratória, necessitando de cuidados intensivos. Sua mãe, incansavelmente, ficou ao lado deste filho por 72 horas, sem sequer tomar banho.

Após estabilização do quadro, a mesma disse que iria em casa pegar umas mudas de roupa e material de higiene pessoal, sendo prontamente liberada pela equipe.

Assim que saiu do hospital, seu filho apresentou hemorragia pulmonar maciça, seguida de parada cardiorrespiratória, sendo reanimado por 40 minutos. Afinal, como contar a essa mãe incansável e tão dedicada, que poucos minutos após sua saída, seu filho apresentara uma parada cardíaca e morrera?

Todos nos perguntávamos se estávamos agindo certo. Uma reanimação tão prolongada deixaria sequelas gravíssimas. Até onde ir? De que forma devolveríamos esse filho a sua mãe? Como lhe contar que aquele bebê tão esperado já não existia mais?

Após várias doses de adrenalina e 40 minutos de massagem cardíaca e ventilação com pressão positiva, o coração retomou seus batimentos. Esse paciente evoluiu com insuficiência renal aguda, com necessidade de diálise peritoneal decorrente da parada cardíaca prolongada. Duas semanas depois, recebeu alta da UTI para casa, com função renal normalizada, eupneico e sugando no seio materno, porém com atrofia cerebral importante, fruto do insulto isquêmico que sofrera.

Que peso sob os ombros! Como seria a vida dessa família agora?

Alertei a mãe sobre as limitações de seu filho dali em diante, bem como da necessidade de estimulação precoce com fisioterapeuta, fonoaudiólogo, terapeuta ocupacional, neuro e nefropediatra, para lhe dar um pouco de autonomia no futuro.

Estava cheia de culpa e ela, como se lesse meus pensamentos, segurou minhas mãos e disse: "Muito obrigada por salvar meu filho. Sei que aquele bebê perfeito que sonhei não existe mais, mas quero ele comigo de qualquer jeito. Sou evangélica e acredito em Deus. Se Ele me deu assim, é porque tenho condições de criá-lo e o amo ainda mais, até quando Deus permitir».

Aquela mãe necessitava da presença do filho em sua vida, independentemente de suas limitações. Assim, entendi que perceber a necessidade do outro, valorizando a vida, sempre e acima de tudo, tratando-a com dignidade, mesmo nos seus instantes finais, também é humanização.

293

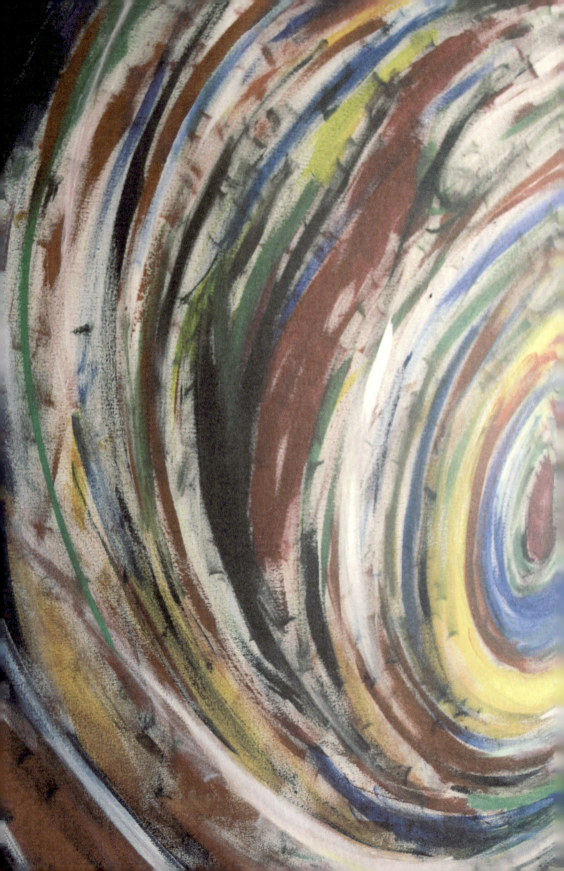

Humanizar é vencer barreiras de comunicação

296

Conte-me sua história; comunicando-se com as mãos

Por Paulo Carlos de Guadalupe

Resiliência (psicologia). A resiliência é um conceito psicológico emprestado da física, definido como a capacidade de o indivíduo lidar com problemas, superar obstáculos ou resistir à pressão de situações adversas – choque, estresse etc. – sem entrar em surto psicológico. No entanto, Job (2003), que estudou a resiliência em organizações, argumenta que a resiliência é uma tomada de decisão quando alguém se depara com um contexto entre a tensão do ambiente e a vontade de vencer. Essas decisões propiciam forças na pessoa para enfrentar a adversidade. Assim entendido, pode-se considerar que a resiliência é uma combinação de fatores que propiciam ao ser humano condições para enfrentar e superar problemas e adversidades.

Nesta experiência que irei relatar, eu agradeço a Deus por ter me colocado no local certo e hora certa, permitiu-me e oportunizou-me uma chance de superar uma barreira existente. No meu caso, este obstáculo vivente estava relacionado à comunicação inexistente com os deficientes auditivos (LIBRAS – linguagem brasileira dos sinais).

Outro dia estive em uma de nossas unidades e tive o privilégio de presenciar uma cena que me sensibilizou bastante... Um casal de mudos com uma criança no colo procurava pelos nossos serviços, mais esbarrou na dificuldade da comunicação. Vi a aflição dos dois, e quem estava na recepção não sabia como atendê-los, o recepcionista foi até a direção da unidade buscar ajuda para o atendimento, ouvi alguém dizer: chama o fulano! E outro alguém disse: ele está de folga. No corredor, onde estava o casal, aproximaram-se deles alguns funcionários com o intuito de tentar ajudá-los.

Naquele momento fui tocado pelo interesse de buscar aprender aquela linguagem como forma de comunicação. Senti-me na obrigação, como servidor público, de fazer algo especificamente para aquele público. Fui para minha casa com aquela cena, estava verdadeiramente incomodado com o que presenciei e fiz alguns questionamentos a mim mesmo do tipo: e se fosse eu que não tivesse condições de utilizar o verbo falado, ou talvez um parente meu? Não sei.

Concluí que tinha que fazer algo pelo menos para amenizar e ajudar este público, e fui em busca deste aprendizado.

Hoje defendo um projeto onde cada unidade de saúde tenha, pelos menos, um intérprete da Linguagem Brasileira dos Sinais – LIBRAS. E no distrito de saúde onde trabalho, estou sempre à disposição para ser este canal de ajuda.

A todo instante enfrentamos vários desafios na arte de reaprender, estamos construindo um caminho para a tão esperada humanização.

Termino esta narrativa com uma citação, pois Paulo Freire foi maior mestre do aprender do que de ensinar; ele nos ensinou a aprender sempre!

João e Maria

Por Márcia Almeida de Araújo Alexandre

Por um período eu trabalhei como médica especialista em atendimento assistencial na enfermaria feminina. Das várias pacientes que eu acompanhei, lembro-me especialmente de uma, a Maria. Ela havia acabado de receber o resultado do seu exame de HIV, no caso positivo, e estava bem debilitada, emagrecida, sem condições de andar direito, devido a intensa anemia, motivo pelo qual foi internada para investigação diagnóstica.

Após fazer os exames e melhorar o estado geral da Maria, tive o grande desafio de iniciar o seu tratamento. Primeiro porque ela tinha conhecidamente quatro doenças oportunistas, comuns aos pacientes com AIDS. Iniciamos os tratamentos e ela teve uma reação adversa aos medicamentos de uma das doenças tratadas e fez uma hepatite medicamentosa, resultando em suspensão das drogas e na busca de novas alternativas.

Apesar do sofrimento, Maria sempre seguia sorrindo e com grande esperança em "ficar boa". Apesar da luta e do desafio em tratá-la, sempre lhe passava esperança, e um aperto de mão ou um acariciar dos seus cabelos a faziam sentir- se especial. Aliás, ela era especial, sim, estava doente e acreditara em mim para cuidar dela.

Depois de alguns longos dias, conseguimos estabilizar o quadro clínico da Maria e começamos a conversar com ela sobre os antirretrovirais e trabalhamos a adesão ao tratamento. Neste momento nos deparamos com uma grande e desafiadora notícia: Maria nos revelou que não sabia ler!

Fiquei triste, mas não a deixei perceber; pensei muito em como poderia ajudá-la, afinal de contas não poderia mais mantê-la internada. Resolvi convocar o seu esposo para conversar e ver a possibilidade de ajudá-la com os remédios, entretanto, ele nunca apareceu, pois trabalhava e ainda tinha que cuidar da filha deles. Então tive a brilhante ideia de ensinar Maria a ler, chamei o meu aluno de medicina, aqui chamado de João, que a acompanhava comigo, compramos lápis, caderno e lápis de cor. Resolvemos começar com as cores...desafio grande!!!!

Meu querido aluno aceitou a orientação de fazer um cartaz com a tabela de medicamentos que ela iria tomar; ele brilhantemente pegou uma cartolina, desenhou cada cápsula e comprimido da mesma cor do original, porém em tamanho grande, e colocou um sol e uma lua para identificar o dia e a noite. Os medicamentos que ela tomava após o almoço eram desenhados em seguida de um prato de refeição.

Fixamos bem ao lado do seu leito e ela olhava todos os dias; mostrávamos para ela a tabela e o comprimido ou cápsula que iria tomar para fixar bem. Todos os dias fazíamos isso, até que um dia ela disse: "– Deixa eu mesma falar qual é o comprimido que eu vou tomar agora" e ela acertou...Pronto! a nossa Maria estava pronta para ir para casa, ficar com a sua família e continuar o seu tratamento.

Essa experiência com a Maria e com o João foi marcante na minha vida, pois me ensinou que não é só tratar e mandar o paciente para casa, é preciso ter o compromisso em querer que dê certo o que você planejou para o tratamento e se ele falhar, que seja pela falha do próprio tratamento, e não por uma dificuldade da paciente, como não saber ler.

301

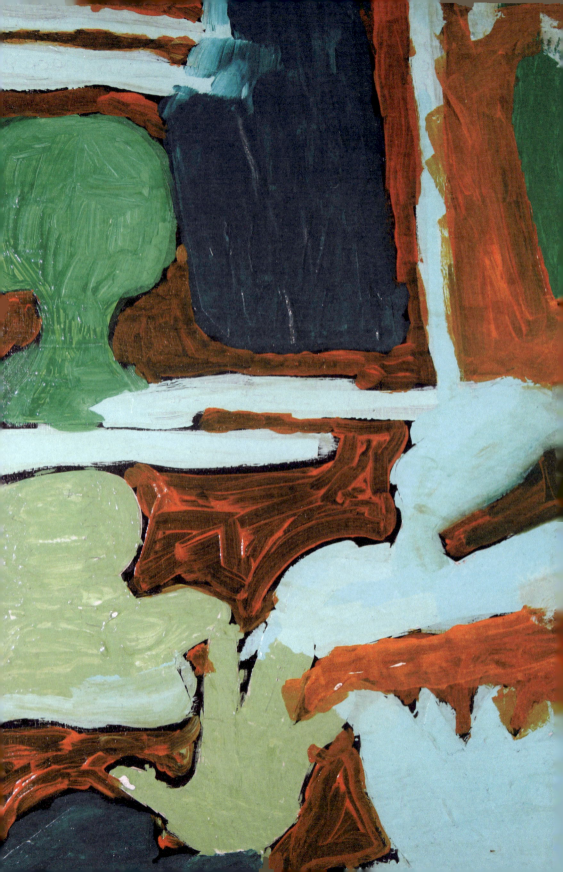

Humanização no ensino

304

Vivência com Preceptoria

Por Áurea Marques Ferreira

Não tenho muita experiência em preceptoria, pois nunca a fiz de um modo geral, somente acompanhei alguns alunos que estavam em estágios supervisionados no hospital e eu, por ser enfermeira de centro cirúrgico, de vez em quando recebo alguns alunos a pedido da preceptora.

Caso 01

Um dia, ao apresentar os alunos (somente dois) aos profissionais que prestavam serviço no hospital, alguns tinham alguma resistência em manter esses alunos nas salas durante as suas cirurgias, pois ficavam receosos de que eles pudessem encostar em alguma coisa e acabarem contaminando sua cirurgia ou atrapalhar, no sentido de atrasar, por não estarem com um professor diretamente com eles.

Na verdade, não existia estágio diretamente ligado ao centro cirúrgico e esses alunos ficavam lá *"apenas para conhecer"*, pois nós não participávamos de forma direta na avaliação do aluno, e o preceptor que os acompanhava também não perguntava nada.

Caso 02

Quando acadêmica, entrei em uma sala de cirurgia somente para assistir (ver), e o médico que estava lá necessitava que fizessem uma sondagem imediata no paciente, pois seria uma cirurgia de tumor cerebral e esse procedimento era necessário. Como estava sem um preceptor do lado, ofereci-me para fazer a sondagem e o cirurgião me acompanhou e agradeceu no final.

Do sonho uma ponte

Por Glória Maria Souza de Oliveira

Vivi um "divisor de águas" dentro do SUS, ao participar do Curso de Facilitadores em Educação Permanente em Saúde, um parceria do MS/ENSP-FIOCRUZ...o que antes eu fazia com deficiência de conhecimento e muita intuição, passei a fazer com um conhecimento aprimorado e respaldo técnico, bem como adquiri habilidade para negociar junto à Gestão. O SUS fez isto por mim.

Fui aprovada num processo estadual de seleção de candidatos para o curso, que achei muito importante ter ocorrido, porque havia sempre um discurso de que os bons cursos eram sempre "oportunidades para os mesmos". O processo de seleção permitiu que todos os interessados pudessem concorrer de forma mais democrática e com oportunidades iguais. Na entrevista realizada você falava de sua experiência profissional, das atividades em que estava envolvido e argumentava em sua defesa o desejo de realizar o curso.

Este curso foi minha primeira experiência com EAD e ambientes virtuais de aprendizado e eu me apaixonei completamente, acredito inclusive que a ferramenta EAD não tem mais volta, que a Educação, principalmente com as dimensões continentais deste nosso País, irá aproximar a sala de aula das pessoas. Isto é, se você não pode ir à Escola, a Escola vai até você...a partir daí fiz outros Cursos EAD e tenho preferido esta modalidade de ensino para aprender mais e sempre. Durante o curso, num determinado momento, tive que expressar meus sentimentos em relação ao mesmo e lembro-me que citei Fernando Sabino:

"Façamos da interrupção um caminho novo. Da queda um passo de dança, do medo uma escada, do sonho uma ponte, da procura um encontro!"

Eu me sentia exatamente assim, pronta para fazer diferente, com os medos e os sonhos próprios de um novo desafio. Eu considero que foi um processo de "Humanização", porque a mudança começa dentro de cada um de nós e por "efeito cascata" vai tomando tudo ao nosso redor, o ambiente, os outros, o Sistema e para mim, a zona de conforto não existe, porque a vida nos leva impreterivelmente a mudar. Agora neste curso do HSL, cito Quintana: Canção do dia de sempre

Tão bom viver dia a dia... A vida assim, jamais cansa... Viver tão--só de momentos Como estas nuvens no céu...

E só ganhar, toda a vida, Inexperiência... esperança... E a rosa louca dos ventos Presa à copa do chapéu. Nunca dês um nome a um rio: Sempre é outro rio a passar

Nada jamais continua, Tudo vai recomeçar!

E sem nenhuma lembrança Das outras vezes perdidas,

Atiro a rosa do sonho Nas tuas mãos distraídas...

Lembrei do ocorrido com estagiários da 9ª fase do curso de medicina...

Por Ana Cristina Vidor

Geralmente, no início do turno de trabalho na Unidade de Saúde, eu dava uma olhada na agenda, separando os pacientes que poderiam ser vistos pelos graduandos, os que deveriam ser preferencialmente vistos pelo residente, e os que eu deveria ver pessoalmente. Neste sentido, geralmente evitava que os alunos vissem sozinhos alguns pacientes com maior demanda psiquiátrica, por conta da maior dificuldade de manejo, pela ausência do vínculo entre os pacientes e os alunos (que costumavam passar poucas semanas na Unidade).

Ocorreu que, em uma determinada tarde, por conta de demanda aumentada associada à desorganização do serviço, não consegui fazer esta avaliação prévia da agenda, e uma das pacientes que costumava demandar muita atenção e geralmente provocava dificuldade no gerenciamento da consulta por parte dos estudantes, foi chamada pela dupla de estagiários antes que eu pudesse organizar o atendimento conjunto...

Como a paciente já tinha sido chamada, deixei-os sozinhos com a mesma, para ver como se saíam.

Para minha feliz surpresa, a condução da consulta foi tranquila, e a paciente saiu satisfeita com a atenção dispensada pelos estagiários. Em poucas semanas ela retornou para consultar-se comigo, e pediu que eu agradecesse a eles a atenção dispensada, e que eu lhes dissesse que ela seguira o conselho e adotara um cachorrinho. Ela havia adorado a ideia, estava muito feliz com o novo bichinho de estimação, apresentando menos crises de ansiedade desde o último encontro.

Fiquei satisfeita tanto com a capacidade de leitura da situação da paciente, entendendo suas necessidades naquele momento, como com a habilidade de construir um plano terapêutico conjunto com a mesma. Certamente as experiências pessoais dos alunos contribuíram para a conduta, como pude observar na sequência. Isto é humanização: gente ajudando gente.

Ver o produto do outro é......

Por Fabiana Ruotolo

A vivência que gostaria de compartilhar com vocês refere-se ao período que estava no colegial. Lembro-me como se fosse hoje... mas antes tenho que explicar o contexto... Nunca gostei de matemática e sempre tive que estudar muito para passar, embora nunca tenha ficado de recuperação... os professores escreviam muito na lousa, falavam pouco, e para mim, sempre ficavam muitas dúvidas, não conseguia raciocinar... e quando percebia, estava me reunindo em casa com amigos para estudar e lutar contra este "mal", quer dizer, "bem" necessário. Não é à toa que escolhi área da saúde, humanizada!

Pois bem... em um dia de prova de Matemática eu estava focada nas questões, quando um amigo me abordou cochichando que queria saber a resposta de algumas questões, ou seja, ele queria "colar" de mim... naquele momento fiquei nervosa, dizendo para ele parar. Nunca tinha colado na minha vida, mas a professora percebeu aquele movimento e imediatamente tirou a prova de nós dois.

O meu amigo tentou falar que eu não estava colando, mas ela, superenérgica, e não deu oportunidade, mesmo sabendo que apesar da dificuldade eu era boa aluna e esforçada.... não me conformava, naquela semana toda chorei, chorei, chorei. Isso demonstrava total desumanização e injustiça.

Mas, após três semanas, esta professora me chamou para uma conversa em particular e reconheceu que havia sido injusta comigo e aplicou nova prova especialmente para mim, a fim de me dar a chance de não ir para a recuperação e poder seguir a minha vida acadêmica sem traumas: a recuperação.

Com esta nova oportunidade, pude perceber que o fato de me dedicar durante aqueles anos, de ela reconhecer o meu esforço no dia a dia, fez a diferença, mesmo que tardiamente. Ela não fez aquela avaliação puramente somativa, mas avaliou todo o contexto, prevalecendo uma humanização.

Humanização no tratamento de pacientes portadores de HIV

Por Gabriela de Oliveira Guedes Mattos

Trabalhar com pacientes portadores de HIV/AIDS não é tarefa fácil e requer habilidades que infelizmente não aprendemos na graduação, mas sim, no dia a dia de trabalho, na vivência, partindo do princípio de que devemos buscar nos colocarmos no lugar do outro, através de uma postura empática e humanitária.

Existem dois momentos na vida do indivíduo HIV+ que são extremamente impactantes: o primeiro é o momento em que o diagnóstico é dado, e o segundo, é o momento em que a medicação é iniciada, pois é nessa fase que a pessoa percebe que realmente tem uma doença e que precisa de tratamento, e o pior, esse tratamento é para o resto da vida, estando sujeito a inúmeros efeitos colaterais de curto e longo prazos, como por exemplo, a lipodistrofia, que é um efeito indesejável causado pela maioria dos medicamentos usados no controle do vírus HIV, e que mexe com a estética tanto facial como corporal das pessoas que vivem com AIDS.

Portanto, trabalhar com esses pacientes não é tarefa fácil, e devemos sempre buscar a formação e o fortalecimento de um vínculo afetivo, a fim de alcançar o sucesso do tratamento, objetivando uma vida normal e diminuindo as comorbidades a que estão sujeitos.

Vejo que a chave do sucesso terapêutico do paciente é a formação de um vínculo forte profissional-paciente, e para que este seja alcançado é necessária uma postura humana e acolhedora da equipe, além de um trabalho ágil, eficiente e resolutivo. Durante meus primeiros atendimentos, percebi que para que eu conseguisse uma aproximação era necessário que me colocasse no lugar do próximo e soubesse realmente o que ele estava vivendo. É muito difícil, dado o fato de que a maioria dos pacientes que vem iniciar tratamento está muito abalada psicologicamente, a maioria chora durante o atendimento. É necessário que a equipe de trabalho esteja muito fortalecida para lidar com isso sem realmente absorver as situações e não levar esses problemas para casa e para sua vida pessoal.

Quando recebemos alunos da graduação, percebo que eles possuem muita curiosidade para participar dessas consultas, e procuro passar a imagem de uma postura humana e ética diante da situação de saúde daquela pessoa que está a nossa frente.

Estimular habilidades, atitudes e valores profissionais visando o cuidado humanizado

Por Ione de Souza Coelho

Percebo que a atividade proposta a partir do tema desta narrativa, tem como pano de fundo o estimulo à nossa capacidade criativa e a reflexão sobre como atuamos e como atuaremos daqui em diante. Então... Sinto-me desafiada a colocar no papel o que entendo por estimular habilidades, atitudes e valores profissionais visando o cuidado humanizado.

Em minhas atividades como facilitadora do curso de aperfeiçoamento em saúde do idoso, tendo como metodologia do trabalho construtivista e reconstrutivista, parti das experiências de trabalho e de vida que estes trabalhadores possuem, visando integrar o processo de aprendizagem do aluno ao seu processo de trabalho. Para isto foi necessário estabelecer relações entre a teoria e a prática e ensino e trabalho, permitindo aos agentes comunitários de saúde uma reflexão sobre sua atuação. Iniciamos investigando os indicadores do território para que pudéssemos reelaborar o conhecimento como estratégia para a aprendizagem. Neste sentido, foi necessário dividir os conteúdos a serem estudados em quatro blocos: Bloco 1 – Promoção da cidadania e proteção social – Competência a ser desenvolvida: Conhecer o SUS o Suas, a Política Nacional e o Estatuto da Pessoa Idosa e as características da população idosa da sua área/microárea. Bloco 2 – Processo de Envelhecimento – Competência a ser desenvolvida: Conhecer o processo saúde e doença provocado pelo envelhecimento. Bloco 3 – O cuidado com a Pessoa Idosa – Competência a ser desenvolvida: Conhecer a relação entre problemas de saúde e condições de vida e reconhecer a importância de desenvolver suas atividades de forma ética, guardando sigilo e discrição acerca das situações vivenciadas junto à pessoa idosa; importância de ações intersetoriais para a promoção da saúde da pessoa idosa. Bloco 4 – Processo de Comunicação e Integração – Competência a ser desenvolvida: Desenvolver ações que estimulem o processo de interação e comunicação entre o idoso, seus familiares e a comunidade.

Foi possível garantir que, a partir da reelaboração dos conhecimentos, tanto no que diz respeito aos conceitos teóricos como da vivência destes profissionais, o curso de aperfeiçoamento em saúde do idoso para agentes comunitários possibilitou a cada um dos alunos terem um novo olhar para o processo de envelhecimento, bem como propiciou a humanização dos serviços prestados à comunidade/idosos.

Humanizar é formar melhor os profissionais da saúde

Por Joelma Bento da Silva

Bom, meu relato é de uma experiência pessoal, mas que aconteceu no cenário de prática, uma vez que já fui servidora na instituição na qual aconteceu o fato. Sou funcionaria pública na área da saúde e educação há mais de 20 anos e todos os dias presencio cenas de desumanização nas duas áreas. Creio que estas práticas tenham se tornado tão banais nos serviços públicos que até passam despercebidas aos olhos de muitos, mas quando acontecem com a gente, passamos a ter outro olhar para esta questão. E digo isso porque meu filho foi vítima de erro médico e da desumanização deste profissional, que por negligência, uma coisa simples de resolver (apendicite) se tornou algo muito grave, que por pouco não custou a vida do meu filho.

Para se ter uma ideia do atendimento, enquanto receitava a medicação, sem nem ao menos olhar para ele ou mesmo examiná-lo, o médico batia o maior papo com um colega, não dando a mínima atenção ao meu relato e com relação às vezes que já havia procurado assistência.

Desta forma, não vendo melhora no quadro clínico e vendo-o piorar cada vez mais, não tive outra alternativa se não, mesmo sem recurso financeiro, buscar salvar meu filho no serviço privado, e o médico que atendeu e fez sua cirurgia deixou claro que ele só foi salvo porque tive a coragem e ousadia de tomar esta atitude a tempo.

Mas quantos não morrem todos os dias, por falta de compromisso de muitos profissionais? Essa história ilustra o perfil de uma boa parte dos médicos brasileiros que estudaram muitas vezes em escolas públicas, pagas com dinheiro de todos, e na hora que assumem uma vaga numa instituição pública não demonstram nenhum compromisso social e pensam estar fazendo favor para os outros, desconsiderando totalmente o SUS e a Constituição Federal.

Este perfil deformado de profissional e de ser humano é causado ou potencializado pelo tipo de escola que frequentam, mas principalmente pela forma de ingresso nas escolas de formação, que privilegia determinada classe social. Pela não exigência de contrapartida do estudante após sua formação. Pela estrutura arcaica de professores e universidades, que não conseguem se renovar e continuam centrados nas especializações biomédicas voltadas para o mercado, sem levar em conta as necessidades reais da população.

Nada justifica que a sociedade continue aceitando esse modo de ser. Há como fazer de outra forma. Afastar esse tipo profissional da assistência à população e do trabalho com outros profissionais da área de saúde é fundamental e perfeitamente possível em algumas áreas. Isso não é natural, é uma construção cultural e se foi construído, pode ser desconstruído. Essa desconstrução é fundamental para oxigenar o serviço prestado na saúde.

Essa experiência traz reflexões sobre nossas práticas cotidianas, para que se tenha um novo olhar sobre a população que não tem seu direito garantido. Onde a maioria se priva de alguma coisa para ser obrigada a pagar um plano de saúde, ou seja, assumir um ônus que é do estado, simplesmente por falta de profissionais comprometidos a atender pelo Sistema Único de Saúde a população de forma humanizada e, acima de tudo, com respeito. O que me deixa mais indignada é que o mesmo profissional que atende no privado é o que atende no SUS. E todos nós sabemos que algumas vezes existe diferença no atendimento.

Humanizar é olhar com crítica a realidade e buscar sua transformação

Por Kalline Cristine Amorim do Nascimento Meneses

Relato aqui um ato humanizado de uma turma de residentes de medicina em uma unidade básica de saúde.

A turma, composta por cinco residentes, estava há quase dois meses na unidade de saúde em estágio supervisionado, Certo dia, após a vivência da rotina na unidade, chegaram *à* conclusão de que a unidade necessitava de uma mobilização relacionada ao acolhimento e *à* humanização oferecidos aos usuários deste ambiente, e foi proposta pela turma, como despedida dos mesmos, uma reunião com todos os funcionários da unidade, tendo como finalidade a apresentação de um teatro com o tema Acolhimento Humanizado.

E assim foi feito, na apresentação do teatro foi abordada a realidade em que os funcionários vivem, e cada personagem foi representado pelos alunos. Eles conseguiram mostrar, através desta representação, um modelo de como a unidade se encontra atualmente e o que é desejado e esperado para aqueles que necessitam do serviço. O grupo utilizou como instrumento o dinamismo na apresentação e o humor, para que assunto não fosse constrangedor. Ao término desta apresentação foi discutido em um debate o que poderia ser feito em relação ao assunto e a melhoria do mesmo.

Esta atitude trouxe para os funcionários desta unidade uma reflexão sobre o que estava sendo feito e o que poderia ser feito para melhorar a atuação dos mesmos diante os usuários.

Humanização na atenção à saúde do escolar

Por Mércia Lamenha Medeiros

Saúde e educação são políticas essenciais ao exercício da cidadania, e priorizar ações integradas e intersetoriais pode facilitar a implantação de programas, projetos ou mesmo de uma ação pontual. A elevação alarmante dos índices de morbimortalidade por causas externas entre escolares e adolescentes no Brasil e, mais especialmente em Maceió (AL), têm sido objeto de preocupação de sociedades médicas, gestores públicos e da comunidade em geral.

Diante dessa realidade, trabalhando há algum tempo na área da promoção da saúde nas escolas, reconhecemos a instituição de ensino como um espaço privilegiado de convivência para crianças, adolescentes, família e comunidade. Tudo isso nos motivou a elaborar o projeto denominado: Programa de Prevenção de Acidentes e Violência nas Escolas.

O programa teve como uma das estratégias a instalação de Comissões Internas de Prevenção de Acidentes e Violência nas Escolas (CIPAVE) em cada unidade de ensino, que tinha como objetivo desenvolver uma mentalidade de promoção da saúde, prevencionista quanto aos acidentes e promotora de paz, visando diminuir os índices de acidentes e violência. Entre as etapas, destacamos: capacitar os membros das comissões nas escolas (CIPAVES); mapear as áreas e os comportamentos de risco para acidentes e violência na escola e em seu entorno; analisar os dados coletados; avaliar e monitorar as capacitações e identificar se houve aquisição de atitudes e comportamentos favoráveis. Teve como cenário as escolas públicas municipais de Maceió.

O projeto fortaleceu a Lei Municipal (5.259) e levou à criação da Lei Estadual. O desenvolvimento das ações provocou reflexões na comunidade escolar, criou lideranças entre os escolares, mobilizou para a organização de semanas de prevenção, valorizou o papel do aluno e das famílias na gestão escolar, do trabalho em grupo e da integração entre instituições públicas e privadas. As metas extrapolaram as inicialmente estabelecidas e foram favorecidas as ações de promoção da saúde na comunidade escolar.

Humanizar transformando práticas de educação em saúde

Por Michelle Mitre

Ao revisitar minha história de vida profissional, lembrei-me de um período muito significativo, quando, em 2012, recebi a "missão" de implementar o Programa Saúde na Escola em Benevides, e questionei-me: Como envolver diferentes sujeitos implicados no processo de produção de saúde para que possam exercer sua autonomia de modo acolhedor, corresponsável e resolutivo?

Pensei, planejei e realizei um curso de formação de facilitadores em saúde escolar para os 300 profissionais do Programa Saúde da Família do município. Dentro de mim brotava um desejo de sensibilizar o grupo para fortalecer o compromisso de participar das ações e provocar mudanças no processo de construção dos sujeitos dessas práticas.

Perguntava-me: O que fazer para que o outro perceba o seu valor dentro desse processo? Assim, poderia ter profissionais mais comprometidos e motivados em realizar as ações, mesmo diante de situações adversas e muitas vezes precárias...

Foi quando tive a ideia de promover, durante o curso, uma atividade em que eles formavam grupos a partir das equipes de trabalho e construíram coletivamente um mural, tendo como eixos: os desafios e as dificuldades que poderiam encontrar durante o processo, as dúvidas, as potencialidades existentes na equipe e as ferramentas que eles consideravam disponíveis para o trabalho.

E o resultado foi surpreendente, quando assisti a expressividade na apresentação de cada grupo. Sabe o por quê? Percebi que, ao dar voz e ouvir as inquietações do outro, ao oportunizar o outro a estabelecer um diálogo com seu grupo, refletindo sobre o reconhecimento do seu potencial e o do parceiro, podemos transformar os modelos de atenção...

Humanizar é responsabilidade de todos!

Por Nívia Patrícia Oliveira de Pinho Valença

Minha experiência com desumanização/humanização aconteceu na década de 1990, quando ainda estudante, encontrava-me estagiando num Hospital de Referência para Urgência/Emergência.

Num dia de estágio, ao chegarmos à enfermaria do Setor de Trauma do referido hospital, nosso grupo, que era composto por cinco estudantes, deparou-se com uma paciente em uma maca totalmente suja, sem roupa alguma, coberta apenas com um lençol e inconsciente. Não apresentava nenhum sinal de cuidado pós-internamento.

A professora dividiu o grupo e eu e outro colega ficamos responsáveis por esta paciente. Ao verificarmos o prontuário, percebemos que a mesma já se encontrava no serviço há dois dias.

Iniciamos nossas atividades pelos cuidados básicos, como higienização corporal e oral. A paciente encontrava-se com presença de fezes e urina, o odor era terrível! Após os cuidados com a higienização, fizemos as medicações, a passagem de sonda que estava prescrita e não havia sido feita.

Durante o processo do cuidado a professora ficou tentando viabilizar a avaliação médica. Depois que a paciente estava totalmente higienizada, a mesma foi avaliada por neurologista, ortopedista e todos os especialistas necessários.

Neste processo, descrevemos a humanização através da atitude dos estudantes, e a desumanização através da atitude de toda a equipe do hospital.

Aprendo a ser e conviver — habilidades, atitudes e valores profissionais

Por Paula Rezende Perini

Durante meu cotidiano de trabalho, procuro interagir com os colegas e com os outros integrantes da equipe de forma geral, e ao perceber alguma situação que necessite de intervenção, sempre procuro tomar a iniciativa de opinar e/ou sugerir, e até mesmo intervir na busca da resolução da questão.

Na minha unidade de saúde, recém-inaugurada, os processos de trabalho e fluxos ainda estão sendo discutidos e construídos, e não tem sido um momento fácil para os servidores em sua maioria. Tem-nos exigido trabalhar constantemente nossas competências emocionais, muito mais que as técnicas.

Os estagiários do PET vêm desenvolvendo um trabalho de prevenção e promoção de saúde junto aos usuários da US insulino--dependentes, monitorando o uso do glicosímetro e reforçando as orientações, no intuito de controlar a doença, e isso era feito em conjunto com os ACS, nas visitas domiciliares, previamente agendadas.

Identifiquei que em minha equipe esse trabalho não estava sendo feito e fui conferir com nossa enfermeira, que não me deu resposta imediata, uma vez que nossa médica tinha estagiários do programa, mas estava de férias e por isso ela não saberia responder naquele momento. Tudo bem... aguardei pelo seu retorno e naquele período o estagiário ficou dando suporte com as atividades em outra equipe e participando das reuniões na minha equipe.

Dado momento, em uma reunião, uma agente novata, durante sua fala, relatou que estava tendo dificuldades no trabalho em campo, uma vez que a lista dos pacientes insulino-dependentes e diabéticos não condizia com a realidade, já que durante as visitas os pacientes afirmavam não serem portadores da doença.

Foi o gancho que utilizei para mais uma vez tentar argumentar sobre a importância da presença dos estagiários na US. Expliquei sobre as reformas curriculares, sobre o novo perfil que se espera do profissional do SUS... fiz um "resgate histórico" para que a equipe aceitasse a colaboração do estagiário, aluno da fonoaudiologia, mas minha fala não conseguiu trazer um impacto positivo naqueles ACSs, ao contrário: uma delas, com um comportamento sabidamente bastante agressivo e inflexível, levantou-se e, numa atitude muito desrespeitosa comigo e com o estagiário sentado ao meu lado , aos berros disse que não recebia verba para andar com estagiário, que com ela estagiário não iria fazer visita alguma, e que eu é que ficasse com "eles" na odontologia, porque eu recebo para isso (eu sei que você recebe!). E apesar de alguns membros da equipe se posicionarem durante o conflito, a enfermeira manteve-se calada, numa posição de conforto, e não amenizou a situação.

Uma vivência desumana para mim, dentro do meu ambiente de trabalho.

Humanização do ensino
Por Tânia Mara Machado

No cotidiano da nossa prática profissional, no ensino ou na assistência, confrontamo-nos com situações humanizadas ou desumanizadas frequentemente, e aprendemos em todos os momentos com as atitudes das pessoas e até com o silêncio das mesmas.

Antes de pensar em qual vivência poderia relatar, busquei refletir o conceito de humanização e desumanização. Vários autores apontam a humanização como uma condição do ser humano, sendo esta condição que o diferencia dos animais. Portanto, em todas as situações em que não predominam atitudes compatíveis com a ética, com a preocupação e o cuidado do outro, instala-se a desumanização.

Na literatura pesquisada, humanizar não é apenas chamar o paciente pelo nome, nem ter constantemente um sorriso nos lábios, mas busca colocar em prática os princípios do SUS no cotidiano dos serviços de saúde, produzindo mudanças nos modos de gerir e cuidar (PNH, 2003). Acrescento a esta premissa a necessidade de contemplar, na formação dos futuros profissionais da saúde, uma visão não apenas fisiopatológica, com conteúdos técnico-científicos, mas também antropológica. Conhecer os direitos dos usuários, respeitando todos os princípios que há de vir destes direitos, é fundamental.

Nesta perspectiva, relato a vivência positiva quando em momentos com estudantes apresento e discuto a Carta de Direitos dos Usuários. A defesa dos direitos dos usuários está dentro das diretrizes de implementação da Política de Humanização do SUS.

A vivência a ser relatada está ligada à atividade de conhecimento, por parte dos estudantes, da Carta de Direito dos Usuários. Esta atividade é desenvolvida com a leitura prévia da carta, a apresentação de pequenos vídeos para identificação de quais princípios não foram atendidos, bem como a discussão em pequenos grupos sobre a temática. Após estas etapas, os estudantes no cenário da prática entrevistam usuários, buscando identificar seu conhecimento sobre seus direitos.

Ao analisarmos as entrevistas, é possível observar que nem mesmo os usuários têm acesso a estas informações, e neste momento a discussão do grupo é voltada para fomentar e orientar os estudantes para a necessidade de estarem atentos a cumprir estes direitos. A partir da vivência desta experiência aprendo o quanto é importante apresentar e aproximar os estudantes das Políticas do SUS, integrando a teoria e a prática.

Senta aqui e vamos conversar...

Por Maria de Lourdes Fonseca Vieira

Quando estava coordenando um curso médico de uma universidade pública, fui procurada por um estudante do terceiro ano que queria desistir do curso. Estranhei, pois todo mundo sabe o quanto é difícil passar num vestibular de medicina, principalmente numa universidade pública. Os alunos que entram no curso médico são muito inteligentes, geralmente dedicados, estudiosos, curiosos e com muitas qualidades, portanto eles têm um perfil característico com intensa perseverança para acompanhar o curso, que é em tempo integral e exige muito deles. Não é comum esses alunos desistirem do curso, depois de tanto esforço pessoal e empenho.

Respirei, olhei nos olhos dele e sentei para ouvi-lo e escutá-lo. Uma pergunta martelava minha cabeça: "Porque alguém quer desistir de um curso tão concorrido?". Alegou-me que ele não tinha "nada a ver com o curso", pois estava sentindo-se mal nas aulas práticas, nas quais o professor não se dirigia ao paciente pelo nome, tampouco pedia licença para examiná-lo e, pior, colocava 15 estudantes para examinarem a mesma pessoa. O estudante disse que se escondia atrás dos colegas para não ser "mais um a palpar a mesma barriga, sem respeito nenhum ao ser humano que ali estava, fragilizado, doente, indefeso, pobre, num hospital público". E ele me descreveu várias situações que ele considerou desumanas e que o fizeram refletir e querer abandonar o curso.

Após escutá-lo, emocionada, argumentei sobre a necessidade de formarmos médicos com sua sensibilidade e empatia, pois o mundo precisa de profissionais da saúde com habilidades técnicas, mas principalmente que sejam sensíveis, dedicados, empáticos, respeitosos e que consigam enxergar o outro. Essas qualidades fazem a diferença e, consequentemente, propiciarão a melhoria da atenção e qualidade de vida do ser humano. Ele me retrucou que não tinha segurança para atender os pacientes reais e que doía muito nele a dor do outro. Eu insisti e argumentei que ele poderia ser um excelente médico, dedicado a imagenologia ou laboratório de análises clínicas, por exemplo, para fazer diagnósticos corretos em prol da melhoria da atenção à saúde do ser humano.

Deixei a porta aberta para ele retornar sempre que sentisse vontade de falar...e o tempo passou. Ele continuou o curso e voltamos a conversar em outros momentos. No internato, ao passar pelo meu ambulatório de puericultura, ainda era um estudante sensível e atencioso, sendo muito empático com as crianças e suas famílias. E ele concluiu o curso. Hoje ele está fazendo mestrado e trabalhando com pesquisa em laboratório que, indiretamente, beneficiará muitos seres humanos. Perguntei se ele estava feliz com a vida que escolheu; e o sim, acompanhado de um sorriso, deixou-me feliz também.

Creio que a escuta e o incentivo às potencialidades do estudante fortaleceram sua resiliência, direcionando-o para ser um profissional da saúde competente, ético e comprometido com a melhoria da qualidade de vida do ser humano.

Fortalecendo vínculos com a comunidade

Por Maycon Carvalho dos Santos

Esta narrativa tem como objetivo apresentar uma de minhas experiências profissionais em determinado momento de minha vida. Para elaborá-la, levei em conta as condições, situações e contingências que envolveram o desenvolvimento na construção de uma ação em saúde.

No decorrer de sua elaboração, procurei destacar os elementos correlacionados com a área de conhecimento em Saúde Coletiva e o Cuidado em Enfermagem, buscando no eterno presente reminiscências de um tempo afetado com o desafio de ser enfermeiro assistencial, e desse com a prática da docência.

Iniciando esta narrativa, retorno a um momento em que, com novas propostas de trabalho, mudei-me para onde fui construindo minha carreira como docente de um curso de graduação em Enfermagem numa instituição privada, e como enfermeiro em uma Unidade de Saúde de uma cidade vizinha, cuja economia girava em torno da pesca e do turismo.

Iniciando o meu trabalho nessa comunidade, pude observar uma grande desigualdade da população, que buscava sua renda no pescado ou como funcionários públicos da prefeitura. Problemas gerenciais de toda ordem, comuns a tantos pequenos municípios brasileiros, tais como déficit de profissionais, estrutura física deficiente, falta de medicamentos, entre outros, comprometiam a assistência à atenção prestada a essa população.

Nesta conjuntura, trabalhando com os discentes nesta unidade de saúde, fomos percebendo a necessidade de inserir ações educativas cada vez mais concretas, de acordo com a necessidade da população atendida.

Assim, a cada semestre, o grupo de estudantes que tinha aquele campo como prática recebia o desafio de identificar uma das dificuldades e/ou necessidades daquela população e implantar um projeto voltado para a Promoção da Saúde. Com este intuito, um grupo identificou a necessidade de trabalhar com a Temática da Dengue com aqueles usuários, assim, organizando várias ações educativas que ocorreram durante um mês naquele território. Neste momento, buscou-se uma intersetorialidade, incluindo as escolas, creches e o serviço social, construindo as seguintes ações:

durante um mês os professores começaram a trabalhar sobre esta temática nas salas de aulas;

na Unidade de Saúde iniciou-se a implementação de um acolhimento humanizado com a implantação de uma sala de espera com discussões diárias sobre a temática da dengue, buscando sempre o envolvimento dos usuários nas ações;

estabeleceu-se uma parceria com a equipe de teatro da igreja, para os mesmos prepararem uma peça de teatro para apresentação;

foi organizada uma gincana com as escolas do território com a temática, fazendo da brincadeira uma conscientização sobre a problemática da dengue;

finalizou-se o projeto com uma caminhada na comunidade, onde houve o encontro de todos os habitantes, com a apresentação da peça de teatro e premiação dos vencedores da gincana.

Esta ação fortaleceu o vinculo dos estudantes com a comunidade e demonstrou que essa forma de trabalho pedagógico, com o intuito de preparar profissionais voltados para atender às necessidades de saúde da população, valoriza o pensamento reflexivo desses discentes. Foi caracterizado um tipo de pensamento atrelado à ação, com a formulação de uma ação qualificada diferente da rotineira, que se tornou- um dos elementos mais importantes para se compreender a construção do conhecimento prático-profissional. Além disso, também se tornou o eixo para nortear a aprendizagem da prática, ao propiciar uma maior compreensão das relações que se estabelecem com outras experiências e ideias e, assim, criar uma condição de continuidade da assistência prestada.

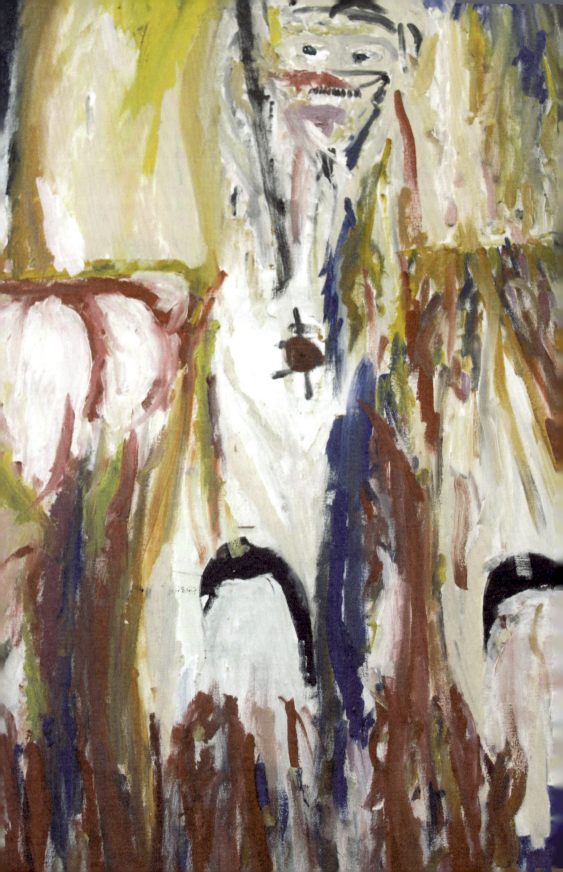

Vamos falar da coisa pela não coisa — a desumanização

332

Desumanização

Por Carla Fernanda Silva

Esse é o relato de uma experiência de "desumanização" que infelizmente vivenciei em meu cenário de prática profissional. Atuo no Estratégia Saúde da Família, e sendo enfermeira de uma equipe, é comum que elaboremos ações para melhorar nossos indicadores. Dentro desse contexto, organizei uma programação para detecção de casos novos de diabetes e hipertensão arterial, onde também a equipe realizou exames dermatológicos para rastrear casos suspeitos de hanseníase. A ação foi um sucesso, teve boa aceitação dos comunitários e detectamos clientes suspeitos das patologias.

Até aí nada de mais, a não ser por um membro de nossa equipe não ter desenvolvido, na época de graduação, a capacidade de trabalhar em equipe. A atividade aconteceu no final de semana e na segunda-feira da semana seguinte fui para o curso. Então, o diretor de nossa unidade entregou o formulário-padrão para registrar os atendimentos realizados na atividade desenvolvida para este membro da equipe. Simplesmente a pessoa não teve nenhum respeito por mim como membro da mesma equipe, e pior ainda, como organizadora do evento. Lançou somente seus registros de atendimento, sem se preocupar se eu ficaria sem produtividade na atividade, e entregou de volta para a direção.

Automaticamente, a direção enviou os dados "incompletos" ao nosso distrito. Porém, como temos inúmeras produções feitas na unidade, o diretor, não atentando que já havia enviado a referida produção para o nosso distrito supervisor, no outro dia solicitou de mim o mesmo relatório. Sem saber o que estava acontecendo, preenchi com os meus dados e fui até o referido "colega" de equipe pedir seus dados, a fim de registrá-lo no relatório, para que o mesmo não fosse incompleto. O "colega" simplesmente disse: "De novo esses dados, eu já passei para a direção os meus atendimentos, não decorei os totais dos atendimentos que fiz, já entreguei para a direção!"

Fiquei e fico indignada com esse tipo de "profissional" que não tem perfil nenhum para trabalhar em equipe. Nesse caso, essa atitude não prejudicaria somente a mim, mas a equipe inteira em que o mesmo está incluído, pois a baixa produtividade de um reflete na produtividade da equipe toda. Para mim, isso é falta de inteligência!

Era mesmo necessário?

Por Flávia Regina Ribeiro Cavalcanti

Recentemente, tive a oportunidade de vivenciar uma situação de preceptoria, a qual me tocou demais. Em conversa habitual com a residente, perguntei como estavam os trabalhos e quais as dificuldades em relação ao serviço. A mesma queixou-se de que não havia crianças no serviço (UTI) que necessitassem do atendimento de terapia ocupacional. Neste momento, ela colocou que existia uma criança, mas que não tinha condições de cumprir o protocolo de avaliação do desenvolvimento infantil e verificar qualquer alteração porque ela estava bastante agitada e tinha sido contida no leito.

Nesse momento, solicitei que fôssemos até o leito observar a situação. Chegando lá, deparei-me com uma criança de 1 ano e meio com os braços e as pernas amarrados no leito da UTI, chorando bastante, muito agitada e desnutrida; logo ao lado estava a mãe, visivelmente abatida, parecia muito simples e com pouca escolaridade, e pela forma como me olhava tinha perdido toda a capacidade de cuidar do seu filho e, como ela mesma relatou: "não consigo, ele não quer comer".

Nesse momento, um misto de sentimentos tomou conta de mim, uma grande indignação pela forma como aquela criança e a mãe estavam sendo tratadas, e uma vontade de tentar fazer diferente. Chamei a residente num canto e perguntei: "O que você entende sobre o desempenho ocupacional dessa faixa etária? Qual a atividade significativa dessa idade? Será que é prioridade agora aplicar algum tipo de protocolo ou permitir que essa criança desempenhe seu papel ocupacional nesse ambiente hospitalar?"

Ela então me respondeu: "Flávia, o problema é o acesso dele, que está na cabeça, as enfermeiras estão superestressadas porque ele já perdeu esse acesso inúmeras vezes e não tem mais material e agulha especial para fazer outro, caso seja necessário". Eu disse que não importava, que a criança não ia evoluir de qualquer forma enquanto estivesse contida daquele jeito, que deveríamos permitir movimento, permiti-la exercer o papel ocupacional necessário à sua faixa etária.

Fomos então, juntas, e com a enfermeira "estressada" do lado, para que não perdêssemos o acesso do menino, retiramos a contenção e brincamos, cantamos... Ele ficou bastante estressado no início, mas logo esboçou um sorriso, diminui a sudorese, regularizou a frequência cardíaca e o nível de saturação. Ao olhar a mãe, ela sorria também... depois saí e permiti que a residente desse continuidade ao trabalho.

Dias depois, a informação que ela me passou foi de que, naquele dia, a criança conseguiu se alimentar bem, teve o seu nível de estresse reduzido, recebeu alguns brinquedos do serviço social e passou a exercer o seu papel ocupacional. Com essa história, concluí duas coisas:

é necessário refletir e modificar o processo de trabalho de alguns serviços, pois como um serviço, que deveria ser o mais humanizado, pois se presume que quem lida com crianças tem uma sensibilidade diferenciada, foi hostil a tal ponto de fazer uma contenção tão agressiva?

a terapia ocupacional é necessária nos serviços hospitalares, pois a leitura que esta profissão faz da ocupação humana e significativa, capaz de promover saúde, é única e diferencial em muitas situações.

Humanização/Desumanização/Humanização

Por Francis Santana Nava Cardoso

Certa vez, um jovem adolescente jogando bola em uma quadra resolveu tirar o tênis e, ao chocar-se com um colega e chutar a bola, teve uma fratura exposta em um dos dedos do pé. Ele foi encaminhado a um posto de atendimento 24 h carregado pelos próprios colegas, vivendo um momento de muita dor, medo do desconhecido e visualização de grande quantidade de sangue saindo do ferimento.

Nesta unidade de atendimento, foi abordado pela equipe de saúde, colocado em maca, acalmado e atendido por uma médica que analisou o fato e prestou a devida importância à fratura, solicitando à enfermagem imediata limpeza e imobilização, bem como agilizou a transferência para um hospital, para que o mesmo fosse submetido à cirurgia. Porém, não se esqueceu da dor, providenciando a prescrição e administração de analgésico, sempre conversando com o jovem, tentando acalmá-lo desde sua chegada até sua transferência.

Chegando ao hospital, o adolescente foi encaminhado rapidamente ao centro cirúrgico e submetido à devida cirurgia. Tudo isto ocorreu num espaço de tempo aproximado de três horas, desde o acidente até o ato cirúrgico. O jovem ficou na sala de recuperação dentro deste centro cirúrgico e aguardou por mais cinco horas para ser encaminhado ao Raio X. O mesmo já estava aproximadamente há mais de dez horas sem urinar e naturalmente, pela idade, não solicitou a ninguém, pois já não podia andar nem fazia ideia de como iria ao banheiro.

Somente quando chegou ao Raio X, fora do centro cirúrgico e agora em companhia de sua mãe, começou a chorar desesperadamente. A mãe achou que poderia ser o ferimento e o mesmo disse bem baixinho que não, que gostaria apenas de urinar, pois estava com bexigoma imenso (utilizou outras palavras). A mãe solicitou ao técnico de Raio X que liberasse o banheiro e este mesmo profissional auxiliou aquela mãe a carregar seu filho até o banheiro, pois ele não poderia de forma alguma colocar o pé no chão e também não poderia mais ficar sem satisfazer sua necessidade fisiológica emergente.

No primeiro atendimento do rapaz houve a humanização, no segundo, a desumanização e somente no final do terceiro atendimento, pela presença da mãe e boa vontade de um técnico que não era da área de enfermagem, mas que resolveu fazer além de sua profissão, novamente houve o resgate da humanização no atendimento assistencial.

O que faz diferença na vida

Por Greycy Kelly Gomes da Cunha

No tempo de graduação tive várias experiências de humanização e desumanização, mas dentre elas, a que mais me chamou atenção foi um acontecimento no período de estágio na graduação do curso de Enfermagem, no quinto período, módulo de pediatria. Fazíamos o estágio em uma creche infantil de cunho voluntário, que atende uma grande demanda de crianças carentes, que são deixadas em sua maioria por mães que precisam trabalhar e não têm condições de pagar.

Nesse período, presenciei várias cenas extremamente desagradáveis, onde as cuidadoras, que eram voluntárias, explicitavam várias atitudes desumanas. As crianças ficavam sujas, jogadas dentro do berço, chorando muito, implorando por carinho e atenção e ainda eram maltratadas com descaso, insensibilidade e xingamentos quando solicitavam a atenção das cuidadoras. Quando a minha turma chegava para fazer os atendimentos, as crianças corriam pra gente, em busca de carinho, atenção e toda a paciência que tínhamos com elas. Todos os colegas gostavam muito de crianças e importávamo-nos de verdade com elas.

Percebi que as cuidadoras não tinham nenhum perfil para estarem ali desempenhando tal função. Elas pareciam muito insatisfeitas com suas vidas, viviam mal-humoradas, com a cara fechada, não se mostravam receptivas com a gente quando chegávamos lá. Elas não davam atenção, pareciam fazer por obrigação, sem amor algum. Na hora do banho, as crianças compartilhavam a mesma toalha, o mesmo sabonete e todos os produtos de higiene pessoal. Cada gesto era praticado de maneira grosseira, desrespeitosa. Notei que as crianças eram infelizes e não tinham carinho nem mesmo dos pais, quando iam buscá-las.

A humanização é um sentimento que deve vir de forma espontânea, verdadeira, e deve ser praticada com respeito e amor ao próximo. Durante todo o tempo que estivemos lá, percebi o quanto aquelas crianças eram carentes e o quanto o amor, o carinho e a atenção fazem a diferença na vida de uma pessoa.

Vamos falar dos pacientes inviáveis?

Por Lília de Figueiredo Prado

Descreverei nesta atividade uma situação que ocorreu na UBS em que trabalho, há aproximadamente dois anos. Estava na unidade em uma tarde normal de trabalho, quando chegou uma senhora solicitando ajuda para um usuário que havia hospedado em sua residência. Informou que residia vizinha a um casal de idosos que tinha um filho alcoolista de aproximadamente 50 anos, o qual esteve internado em hospital e recebera alta médica alguns dias antes. Estava bastante debilitado e em uso de sonda nasoenteral.

Chegando à residência da família em ambulância do SAMU, os pais se recusaram a recebê-lo, declarando que não tinham condições e não sabiam como cuidar dele. Os profissionais então deixaram o paciente na calçada da residência. Esta senhora, penalizada, acolheu-o em sua casa. Tentou alimentá-lo, mas a sonda saiu do lugar, e o paciente não estava conseguindo ingerir nada há dois dias.

A enfermeira da equipe de saúde estava de férias e as outras informaram que não poderiam trocar a sonda na casa do paciente, e que este procedimento deveria ser realizado em hospital. Telefonamos para a coordenação da REAP, que informou que enviaria um profissional na manhã seguinte, e assim aconteceu. No dia seguinte bem cedo, um profissional da SMS esteve na Unidade, e junto com o ACS e uma auxiliar, foram à residência do paciente e trocaram a sonda. Às 10:30 h desta manhã, fui à residência do paciente com uma enfermeira e uma auxiliar de enfermagem e encontramos o paciente em óbito.

A auxiliar retirou a sonda, conversamos com as pessoas presentes, que já estavam providenciando o funeral, e não lembro o que mais aconteceu daí por diante. Só lembro que fiquei muito chocada com o ocorrido. Por que o hospital não entrou em contato com a UBS, já que o paciente estava sem acompanhante e tinha recebido alta em uso de sonda? Por que o SAMU deixou o paciente na calçada? Onde estava o ACS, que não soube deste paciente na área? Ninguém quis conversar muito sobre o assunto.

Este episódio é mais um exemplo da desumanização na assistência à saúde. Os pacientes "inviáveis" são retirados dos hospitais, independentemente de terem ou não local que os acolha. Não importa se as famílias, muitas vezes idosos que também precisam de cuidados, não podem e/ou não sabem cuidar dos seus familiares. O hospital poderia ter contatado a USF, pois tinha o endereço do paciente. Nas Unidades, muitas vezes também acontece o "jogo de empurra": "O usuário não é da minha equipe!". Escuto sempre! E o ACS, há quantos dias não passava naquela rua? O paciente pode até ter enfartado, mas estava desnutrido, desidratado e desassistido.

O atendimento integral e humanizado são princípios do SUS que, infelizmente, não presenciamos todos os dias nas Unidades de Saúde. Na unidade em que trabalho, em quase todos os dias eu teria uma situação de desumanização na saúde para relatar. Felizmente, poucas com desfecho trágico. Claro que, muitas vezes, o atendimento integral e humanizado acontece. É o que nos deixa esperançosos e motivados para continuar trabalhando na saúde pública. Sabemos que o SUS está em construção e acredito que podemos melhorar. Talvez a educação permanente, a formação adequada de profissionais para trabalhar no sistema, junto a outras medidas de valorização e responsabilização destes profissionais, possam contribuir para que situações como a relatada não se repitam.

Desumanização na sala de parto

Por Ludmilla Barroso S. Brito

Eu me graduei em Enfermagem no final do ano de 2007. Não me lembro muito bem em qual período me encontrava quando fui estagiar na Maternidade e vivi uma das experiências que nunca vou esquecer. Fui com muito entusiasmo a este estágio, pois sempre me identifiquei com a maternidade, principalmente por ser mãe, na época, de dois filhos, e por entender que este momento é um dos mais importantes para qualquer mulher.

Meu entusiasmo logo se findou ao chegarmos àquele lugar, pois logo ouvimos lá da sala de parto um homem que, com tom de arrogância e muita falta de humanidade, gritava com a paciente que se mostrava com dor: "Cala a boca porque na hora de fazer o menino você não chorou!" Com os olhos de susto e muita raiva, olhei para meu professor, que imediatamente pediu para que me acalmasse. Logo nos deram permissão para que entrássemos na sala de parto onde o fato acontecera, e lá nos deparamos com o sujeito desumano e sem nenhum respeito ao próximo, que era responsável por tamanha brutalidade, o técnico de Enfermagem. Ali nos foi dada a oportunidade de colocarmos em prática o que aprendemos na academia e ainda mais, a oportunidade de fazer e mostrar o que aquela mulher mais precisava, que era o apoio, a orientação necessária para que ela pudesse passar por aquele momento de dor e ao mesmo tempo inesquecível, com segurança.

A falta de um "olhar"

Por Mara Ines Bapstella Ferão

A fragilidade das pessoas é algo inerente ao ser humano, em se tratando de saúde, e principalmente nas situações que as debilitam o ser humano entra num processo de fragilização imediata. Quando ocorre uma fatalidade, um acidente ou uma doença conosco, ficamos a mercê dos profissionais de saúde, teoricamente capacitados para os cuidados necessários a fim de minimizar o acometimento. Sabe-se, porém, que não basta o profissional de saúde estar capacitado somente com as melhores tecnologias da medicina e saberes científicos, pois falta a meu ver saber "olhar", perceber o paciente, seus familiares, bem como os demais profissionais de saúde, alunos, residentes que acompanham os profissionais preceptores ou responsáveis pelas condutas terapêuticas a serem prescritas às crianças.

Refiro-me especificamente à abordagem a estes pequenos seres humanos (crianças), que por muitas vezes são tratados com desrespeito. Estas, por si sós, são especiais, diferenciadas nas suas ações, nos seus gestos e manifestações, no seu falar e no jeito de sentir. Relato, portanto, uma infeliz situação que presenciei, juntamente com minha estagiária, em um ambulatório hospitalar onde o paciente (criança) havia tido alta hospitalar há uma semana por sequelas de queimaduras e retornara para reavaliação e acompanhamento em ambulatório com toda a equipe de saúde.

O paciente apresentava lesões importantes em seu corpo, pela precocidade do acontecimento e pela gravidade das lesões, por sua vez, muito dolorosas. O profissional médico preceptor, que era o maior responsável pelas condutas terapêuticas naquele momento, infelizmente não agiu de forma humana, pois de forma grosseira e rápida retirou os curativos (aderidos à pele) com pressa, não se preocupando com a dor, o medo e desespero do paciente e de sua mãe, causando uma situação de muito estresse e nervosismo entre todos os presentes.

Tal médico relata à mãe que a criança que acabara de ter alta há uma semana teria que internar novamente para tais procedimentos de curativos. A mãe da criança pediu chorando que isso não acontecesse, e se não haveria outra forma de fazer os curativos sem precisar internar, uma vez que a internação de imediato implicaria em toda uma dinâmica familiar e de trabalho dos pais, pedido que foi ignorado pelo referido profissional, dizendo que era ele quem decidia o que fazer e se ela estava querendo ensiná-lo como proceder nestes casos.

Visivelmente chocada e nervosa, a mãe em prantos juntamente com o filho pediu desculpas ao profissional, dizendo que não queria ofendê-lo, mas simplesmente gostaria de outra alternativa para o caso. Neste momento, houve um silêncio total e constrangedor no ambiente, deixando um sentimento de impotência no ar, sentido pelos olhares e expressões trocadas entre os demais profissionais, alunos, residentes e estagiários presentes. Acredito que, assim como eu e minha estagiária, todos os demais ficaram muito angustiados com tudo isso, percebendo nitidamente o grande ato desumano que acabáramos de presenciar.

Espero realmente que o "Humaniza SUS" possa mudar esse cenário, pois infelizmente pessoas como estas devem e necessitam mudar, "humanizar-se", pois exercem papéis importantes como preceptores, como modelos de ensino e aprendizagem prática, e com certeza não é dessas "práticas" que os profissionais de saúde e as pessoas precisam.

A vida como ela é

Por Maria Betânia de Morais

Em uma tarde de quarta-feira, Dona Madalena, uma senhora de 70 anos, viúva, hipertensa, diabética, com o rosto enrugado marcado pela vida, residente no bairro das Mangabas, chega mais uma vez ao postinho de saúde próximo de sua casa com a queixa de sempre, sua insuportável dor de cabeça. Ao chegar ao serviço às 10 horas da manhã, foi intempestivamente abordada pela recepcionista dizendo-lhe que a médica não se encontrava, portanto, não teria atendimento na unidade, chamando-lhe a sua atenção para a calmaria do ambiente.

Dona Madalena, que nos últimos meses tinha se tornado uma frequentadora assídua daquela unidade de saúde, e diante da atitude da funcionária, inquiriu a recepcionista se poderia falar com a enfermeira Flores. Esta respondeu negativamente acenando com a cabeça, dizendo que a enfermeira estava atendendo apenas crianças naquele dia e que não gostava de ser incomodada. Dona Madalena insistiu no assunto e desta vez pediu para falar com a técnica de enfermagem. Terezinha, então, soltou um grito da sala de curativos que se localizava no final do corredor, dizendo que não poderia perder tempo com bobagens, pois estava fazendo o mapa de produção do mês e isto lhe garantiria o seu salário.

Aquela senhora, para além do seu problema físico, vivenciava um verdadeiro conflito familiar, já que seu filho mais novo se encontrava no presídio por envolvimento com drogas, os outros dois perambulavam pelas ruas do bairro cometendo pequenos furtos, e como se isso não bastasse, sua filha e dois netos abarcaram em sua casa de "mala e cuia". Madalena saía mais uma vez do postinho sem ao menos ser escutada.

Na manhã seguinte, Dona Madalena retornou ao serviço e como era dia de hipertenso e diabético, conseguiu a última ficha do dia para consultar-se com a médica. Ao entrar no consultório,

Dra. Mariana encontrava-se de cabeça baixa preenchendo uns papéis, lançou um olhar repentino para a senhora e voltou a escrever, entregando a Madalena uma receita com o analgésico de costume, sem ao menos permitir a fala da paciente, já que sua dor de cabeça continuava e "aquele" medicamento não estava resolvendo seu problema.

Aquela senhora saiu da sala com um olhar apático, sofrido e dirigiu-se à farmácia para receber a medicação. Nesse ínterim, a dentista Elizabete passou rapidamente pelo corredor, esbarrou na senhora e saiu apressadamente sem uma palavra de desculpa.

Dona Madalena, ao dirigir-se à saída, encontrou mais uma vez com a recepcionista, que lhe olha meio atravessada; ela se despede cabisbaixa dizendo que no dia seguinte estaria lá novamente, caso sua dor permanecesse....

Enfim, às vezes, é preciso ter um choque com a realidade que cotidianamente nos assedia, para que possamos refletir sobre as nossas práticas e nos reconhecermos como agentes promotores de uma saúde humanizada, eticamente comprometida e socialmente embasada, com vistas ao cuidado integral.

Nesse caminho precisamos saber o que não é um atendimento humanizado, para encontrar a direção da humanização que se constrói na transversalidade, na abertura das "caixinhas", na criação de zonas de interseção, na construção de espaços coletivos e democráticos, na ampliação das grupalidades, na conexão em rede na perspectiva da fusão de horizontes.

E na luta para a transformação da situação real para a situação desejada, poderemos nos revestir da "paciência impaciente" de Paulo Freire, pois a paciência exacerbada que jamais se incomoda acaba por imobilizar toda a prática transformadora.

Falta de humanização numa Unidade Básica de Saúde

Por Maria de Fátima Ferreira Ramalho

A história que eu tenho para relatar é de uma experiência de desumanização que aconteceu numa Unidade Básica de Saúde do meu bairro. Certo dia, ao chegar nesta unidade, presenciei uma cena que me deixou muito chocada, vi que uma senhora estava procurando por atendimento médico, e pela maneira de falar e vestir-se, percebi que era uma pessoa muito necessitada. Na entrada ela procurou a recepcionista e, como ela estava mal vestida, a profissional pouco prestou atenção *à* mesma, olhando-a de cima a baixo. A senhora explicou que precisava se consultar porque a sua garganta estava fechada, e era uma emergência. Ela olhou para a senhora com ar de desdém, discriminou-a pela roupa que estava usando. Depois de muita conversa, vi que ela conseguiu entrar para ser consultada. Na saída, comentou sobre o médico e disse que ele nem olhou para o seu rosto, receitou um medicamento e pediu que ela se levantasse, que tinha muita gente para ele atender.

Esse sentimento aparece de diversas formas em seu discurso: ausência de uma atenção mínima, desinteresse do profissional pelo usuário, falta de sensibilidade à experiência de sofrimento, falta de cordialidade. Filas. Espera. Demora. Atraso. Antipatia. Má qualidade. Mau atendimento. Falta de medicamentos. Assistencialismo tardio. Negligência.

O SUS não é um modelo de atenção e promoção à saúde? Sim, um Modelo. A concepção inicial do SUS é de que este Sistema deveria ser referência para as práticas de acolhimento, cuidado, atenção e promoção à saúde do paciente, como fator integrante da seguridade social.

No entanto, o que se compartilha diariamente é uma realidade totalmente contraditória. Unidades de saúde sem profis**sionais,** sem medicamentos, sem insumos básicos e, em muitos casos, sem estrutura física adequada para o funcionamento. É assim que se faz Atenção Básica? A qualidade dos serviços prestados pelo SUS é caracterizada como precária pela maior parte dos depoentes, dificultando o alcance do atendimento ou a resolução das demandas apresentadas. A precariedade dos serviços do SUS se concretiza nas filas, no atendimento desumanizado, na presença de pacientes sendo atendidos nos corredores e nos consecutivos períodos de greves do funcionalismo público, entre outras coisas. Essa é uma realidade presente por todo o Brasil; algumas realidades mais críticas que outras, obviamente. E isso é o que faz o descrédito do Sistema Único de Saúde no Brasil.

Então, faltam recursos... é isso! Não. Não só recursos. Falta também interesse por parte dos gestores que estão à frente do SUS, principais atores desse cenário.

Assim falam as flores...

Por Marta de Oliveira Matos Cavalcante

Comeu o pão que o diabo amassou, a vista ficou cansada e não virou santa. Sofreu sozinha, não soube ser caridosa. Um mutismo, um gelo mórbido afastava-lhe das boas ações, apesar das tentativas de tomar jeito, não aprendia. Era a fé que faltava? Sofreu tanto quanto alguns santos sofrem, mas não foi canonizada, nem obrou milagres. E nem sequer compreendeu o seu sofrimento, nem o avanço tecnológico. Perambulava pelos hospitais, pelas instituições, corria atrás de benefícios, aposentadoria, sem sucesso. Nunca teve emprego certo, só biscates, andava com um saco plástico, uma pilha de papéis, exames médicos, documentos, Oxalá. Perambulava à toa por entre os discursos políticos, as informações das voluntárias e das irmãs de caridade. Mas gostava mesmo era de tomar café, ver novela na TV, propaganda em *outdoor* e pegar encarte nas lojas para fazer crediário.

Dos filhos que teve, uns criou, outros fez doação. Bebia e fumava tudo em demasia, sabia lá o que era este bicho inestimado e bruto, a vida! Tentou tantas vezes a sorte, mas muito mais foi atentada. Poderia ter sido tanta coisa mas a sorte não lhe foi grata. Dona de tantos vícios, senhor, não, não era santa mesmo! Praticou pequenos furtos, contraiu dívidas em seu percurso, rezou, mas nunca se entregou a Jesus, só aos homens. Abandonada, sua vida era sempre um vai não vai.

E se foi amada, nunca soube. O que lhe era o amor? Coisa de espírito ou acasos? Queria a carne, o sexo, a carne que tantas vezes lhe faltava. E assim foi envelhecendo rapidamente, criando cabelos brancos, os dentes lhe faltando na boca, mas não deixou de sorrir ou gargalhar. Teve depressão, pegou receita azul, sumiu! Seus sentimentos pesavam, pesavam tanto. Não sabia possuí-los, conduzi-los, afeiçoava-se, presa da imperfeição, do despenhadeiro, dos confins e da sujeira dos banheiros públicos, que jeito! O que lhe era amor? Uma faca cega, uma faca afiada, uma faca de muitos entalhes?

Sofreu, mas não se purificou, não sabia alinhar seus pensamentos, refletir! Ia levando a vida aos tombos, não era dona de si. Zombou até do seu destino trigueiro, fazendo mesquinharias, transando sem camisinha, jogando os remédios no lixo. A dor não lhe deixaria cativa, saltitou e saltitou, foi perdulária, Deus é testemunha. Falava-se até do seu nome baixinho pelos corredores das instituições. Quem seria o juiz final das suas perdições, das suas negligências? Algemas dos presídios podres, baratos, e dos policiais corruptos, a vergonha já não lhe assustava mais! Era pobre dentre os pobres, de uma família vinda de muitos filhos, sucumbindo-se entre mortos, desastrados e alguns altivos.

Um belo dia internou-se doente, morreu entre os aparelhos de uma UTI. Uma UTI azulzinha, asséptica, cheia de médicos e enfermeiras de plantão. Aplicavam-lhe medicamentos químicos para suplantar as dores físicas, intubada numa aparelhagem moderna que permitia a respiração artificial. Entretanto, seu corpo padeceu um pouco cinza, ocre, azinhavre, vermelho-arroxeado de tantas perfurações nos orifícios. Esquálida, seu corpo estava ali, mas sua alma havia arrebatado há tempos, enlevara-se. Se subiu aos céus, ninguém sabe.

Uma assistente social faria contato com a família, avisando a morte, sem revelar o motivo real do óbito. E dizem que uma irmã sua que há tempos havia providenciado o caixão, não queria cortejos no enterro, levaria direto para o cemitério! Aquela doença era coisa do capeta, de quem abusou da vida, e não merecia compaixão.

Desumanização da assistência

Por Milena do Socorro Barbosa dos Santos

Gostaria de contar-lhe uma experiência positiva sobre humanização na assistência, porém vasculhei minha memória e infelizmente não consegui achar. Ao longo de dez anos atuando na atenção primária, tenho encontrado várias situações de ausência de humanização, e não é que em nenhum momento encontrei ações humanas pelos profissionais de saúde? Contudo, as ações desumanas foram marcantes em minha trajetória profissional.

Essa ausência de humanização não é só na assistência direta ao paciente, mas principalmente do sistema político em que estamos envolvidos, que entre muitas coisas não tem exames suficientes para ofertar, e que paga mal seus funcionários com condições mínimas para desenvolver seu trabalho com excelência. Esquecem-se que são pessoas no seu estado mais singular, o adoecimento, que com certeza já bateram em muitas portas e já ouviram muitos nãos. Muitas vezes somente um pouco de atenção será o suficiente em determinados momentos, apenas ouvir fará uma grande diferença, esclarecer o quadro (o porquê de sua consulta especializada ainda não ter sido marcada), fazer parte do processo e demonstrar seu interesse em ajudá-lo.

Aos meus colegas enfermeiros, fica minha admiração, pois com o mínimo que possuem para prestar assistência adequada, conseguem amenizar a assistência desumanizada que infelizmente é dada nos municípios do nosso País, não pelo que o SUS é em sua essência, mas pelo interesse destrutivo em busca de poder da maioria dos políticos desse País.

Com os peitos na rua

Por Maria Nilcemar Fagundes da Silva

Em uma quarta-feira pela manhã ao chegar para visitar minha tia na UTI de um hospital conceituado, levei um grande susto. Vestida apenas com uma fralda descartável, suja de fezes, ela estava totalmente descoberta. Como ela costuma sentir muito frio e o ar condicionado estava com a temperatura bem baixa, imagino o quanto deveria estar desconfortável. O lençol que deveria proteger seu corpo, sua nudez, estava embolado aos pés da cama. Era horário de visita e minha tia de 81 anos estava ali, exposta ao olhar de todas as pessoas que circulavam pelo ambiente. Ajeitei as cobertas, ensaiei uma brincadeira sem graça "Oi tia, está fazendo *topless*, com os peitos de fora?" Mesmo sendo lúcida, ela continuou quietinha.

Depois de cobrir sua nudez, fui procurar a equipe de enfermagem, entre indignada e triste, mas sem alterar a voz (confesso que foi difícil aparentar uma calma que não sentia), falei com um técnico que estava mais próximo sobre a situação. Sem dar muita importância a minha demanda, ele me disse, de forma profissional, que minha tia é que havia se descoberto, pois estava muito agitada e, para evitar aquele tipo de constrangimento seria necessário sedá-la, o que os médicos estavam evitando, ou fazer a contenção, em bom português, "amarrar-lhe as mãos". Quando mencionei a necessidade de trocar a fralda, uma colega dele foi logo me dizendo que tinha dado o banho pouco antes, mas que ia sim, fazer a higiene dela daqui a pouco, que no momento estava ocupada. Sem mais argumentar, falei para o técnico que me atendeu inicialmente: "Tudo bem, eu sei que vocês estão fazendo o trabalho de vocês, mas só me diga uma coisa, se fosse sua mãe, você ia querer ver ela assim exposta? Com os seios na rua? E suja?"... O rapaz não gostou. Fechou a cara e disse que ali todas as pessoas são tratadas bem e sem distinção.

Voltei para junto de minha tia, convicta de que não adiantaria levar adiante aquela conversa. A vontade que tive foi de tirá-la dali, naquele exato momento, e levá-la para outro local. Mas para onde? Mesmo assistida por um plano de saúde de alto padrão (Petrobras), o único hospital que dispunha de vagas em UTI, há uma semana, era aquele. Ademais, ela não estava em condições de ser removida, ou seja, teríamos que conviver com a precariedade do atendimento enquanto ela necessitasse de cuidados intensivos.

Esse episódio me levou a algumas reflexões. Uma delas é quanto à *desumanização* do atendimento em saúde no País. Principalmente nas unidades de tratamento intensivo, um ambiente hostil, despersonalizado e frio. Até dá para entender alguns aspectos dessa questão, de tanto ver o sofrimento sem máscaras e a dor em toda a sua crueza, os profissionais que atuam nessas unidades precisam manter certo distanciamento dos pacientes. O envolvimento poderia trazer-lhes graves consequências a cada despedida por alta ou por morte. Mas algumas UTIs conseguem ser piores que outras. Em sua longa enfermidade, minha tia já passou pela maioria dos hospitais aqui de Natal e já conseguimos identificar os que oferecem um tratamento mais *humanizado*.

Outra reflexão é quanto às deficiências do sistema de saúde como um todo. Se um paciente que possui um plano de saúde de excelência (caso de minha tia) é tratado com tanto descaso, imagino o que sofrem aqueles que não gozam desse "privilégio" e dependem unicamente da rede pública de assistência médica.

Mas, talvez, a reflexão mais importante tenha a ver com a responsabilidade de familiares de pacientes internados em UTIs. Minha tia tem uma família pequena, duas irmãs, minha mãe com 71 anos e a outra irmã com 79 anos, e uma sobrinha que sou eu, e todos estamos sempre atentos ao que acontece com ela. Ainda assim, hoje pela manhã, encontrei-a em uma UTI de hospital, nua, indefesa, exposta, com frio e suja de fezes. Portanto, se você tem um paciente numa UTI, não descuide da visita. Não deixe de ficar atento. A equipe tem muitos pacientes para cuidar e não está nem um pouco envolvida emocionalmente com o seu ente querido. Para a equipe, cada paciente é um prontuário, um leito, um número. Cabe a você estar atento e prover os meios de tornar menos penosa a estada naquele ambiente inóspito. Aproveite sempre os momentos restritos de contato com aquela pessoa, pois você nunca sabe quando os dias de visita chegarão ao fim. E cuide sempre para que ele ou ela tenha sempre a sua dignidade preservada.

No lugar do outro por um momento

Por Maria Leonide de Oliveira Brandão

Na minha prática, durante o meu dia a dia dentro da unidade de saúde, vejo os profissionais da saúde tratando mal e com desrespeito os pacientes que ali estão precisando de cuidados para recuperar sua saúde. Deixam de prestar uma assistência humanizada e comprometida com o bem-estar do ser humano.

Não culpo somente aquele profissional que muitas vezes está na linha de frente do atendimento, porque temos também a omissão das equipes multiprofissionais da unidade, o serviço social que não sai de sua sala e não busca dar atenção ao usuário, deixando a enfermagem sobrecarregada, além da assistência, a psicologia, que não se envolve com os pacientes, a enfermagem, que usa a desculpa da sobrecarga da assistência para não olhar nos olhos dos pacientes, os profissionais médicos, que se escondem atrás de suas especialidades para não avaliar os pacientes como um todo, fazendo empurra-empurra dos pacientes.

Certo dia, durante o plantão diurno, deu entrada em um pronto-socorro uma paciente com síndrome de Down, de 13 anos, com história de corpo estranho no esôfago (espinha de peixe). No serviço não tinha endoscopia, que é a indicação neste caso, porém, antes da indicação para tal procedimento, o paciente tem que ser avaliado pelo clínico geral ou um especialista em cirurgia geral, mas nenhum desses profissionais quis atender essa paciente. Um ficava mandando para o outro, sem se preocupar com a paciente, portadora de necessidades especiais, com a família, que para levar a paciente a determinado serviço necessita de transporte e ajuda de mais de duas pessoas, para estar ali esperando pelo atendimento médico especializado. Foi necessária a intervenção de seus superiores para que esses profissionais atendessem adequadamente a paciente. Nessa ocasião não aconteceu a participação ativa da equipe multiprofissional para um apoio digno a essa família.

Deparando-me com essas situações, penso que se pudermos fazer um pouco além do nosso trabalho, podemos melhorar muito os atendimentos a nossa população, e com isso facilitar a vida do outro. Tentar nos colocar um pouco no lugar do outro muda nossa visão e nos torna pessoas melhores.

Peregrinação...

Por Pedro Joaquim de Lima Neto

Em certa manhã de uma sexta-feira, a esposa do senhor Adelino, idoso de 61 anos, liga para USF e pede para falar comigo. Tratava-se de uma urgência clínica devida a hipotensão e hipoglicemia do mesmo, que há algumas semanas sofria com uma sonda vesical de demora, pois havia desenvolvido hiperplasia em sua próstata e, por ser portador de hipertensão e diabetes descompensada, não poderia realizar a cirurgia até que seu quadro clínico estive estabilizado.

O problema é que a família havia levado o senhor Adelino na noite anterior, peregrinando de urgência em urgência, e não conseguira vaga para internação, justamente pela situação de ser idoso e com condição crônica de saúde. Não havia outra coisa para fazer senão voltar pra casa.

Mas sua situação, que já não era das melhores, piorou. Quando cheguei em sua residência, encontrei-o deitado em sua cama, hipocorado. Informou-me que havia vomitado e não tinha conseguido se alimentar; verifiquei que estava com hipotensão e hipoglicemia. Ao ligar para o SAMU, depois de muitas informações sobre o seu endereço, finalmente consegui relatar a situação ao médico regulador. O mesmo foi incisivo em dizer que não poderia liberar uma unidade sem saber para onde o levar.

Isso mesmo, o médico regulador do SAMU não sabia para onde ir. Se o SAMU não poderia resolver esta questão de vaga para internação, quem poderia?

A verdade é que mesmo ligando para o Distrito Sanitário não obtive ajuda, e eu mesmo tive que ligar de hospital em hospital, entre aqueles que ainda haveria possibilidade em acolher o senhor Adelino, para conseguir a vaga, e só depois da certeza da vaga foi que o SAMU enviou uma unidade.

Tive êxito, mas fiquei me perguntando como havíamos chegado a esse ponto, em que não temos garantia de internação a um usuário idoso. Como pensar em humanização na assistência em saúde sem uma rede que dê suporte quando há necessidade? Humanização não é apenas uma forma de se dirigir às pessoas, muito mais que isso, é garantir assistência quando necessário.

Hoje o senhor Adelino conseguiu realizar sua cirurgia, encontra-se seguindo sua vida com medicações e dieta rigorosa para manter sua condição de saúde.

A assistência a um paciente sem possibilidade terapêutica — até onde podemos dizer que não há o que fazer

Por Sandra Villar

Em um dia de prática, um acadêmico de enfermagem, chegando ao setor em que estava escalado, percebeu que um paciente idoso, estado geral grave, estava com grande desconforto respiratório. Chamou a enfermeira de plantão, informou sobre o estado do paciente e sugeriu que chamasse o fisioterapeuta, formação que ele já possui, inclusive.

A enfermeira não gostou da abordagem do aluno; ela sabia que ele era formado em fisioterapia e achou que aquele comportamento era para se exibir. Respondeu que "ali não era assim não, tinha que falar com o médico e ter a solicitação no prontuário". Mas não foi tomar essas providências. Diante disso, o aluno resolveu falar com o médico que, além da solicitação do fisioterapeuta, prescreveu algumas medicações de urgência. Então, o aluno voltou até a enfermeira, entregou o prontuário e encaminhou-se para preparar e administrar as medicações.

A enfermeira sentiu-se desrespeitada, disse que a atitude do aluno era de afronta. Daí ela chamou o aluno da seguinte maneira: "Ei menino, venha cá; menino, venha cá!" Ele disse que precisava fazer logo as medicações e não foi falar com a enfermeira. Ela, mais irritada, disse: "Venha cá, eu estou lhe chamando!" E ele não foi.

Quando o fisioterapeuta chegou, além de não fazer nenhuma intervenção no paciente, segundo o acadêmico, ficou conversando com a enfermeira e os dois, juntos, olhavam para ele e riam. Não se fez mais nenhuma intervenção porque "não tinha mais o que se fazer com o paciente". O paciente morreu durante o turno.

O acadêmico, ao conversar com sua preceptora, manteve a postura de que estava absolutamente certo; informou que não foi bem recebido ao chegar – cumprimentou as três enfermeiras e nenhuma respondeu, e disse que, ao longo do turno, a enfermeira o ignorou completamente. A enfermeira, por sua vez, nega essas informações e queixa-se da postura arrogante e desrespeitosa do aluno.

Vivência no meu Cenário de Prática sobre Desumanização

Por Tatiana Teresa de Lima

Quando nossos facilitadores pediram que fizéssemos uma narrativa sobre uma vivência de humanização ou desumanização no serviço, veio-me à lembrança na mesma hora a frase que eu ouvi há três anos e estava um pouco esquecida: "isso só cortando...".

Há três anos, nos corredores do meu local de trabalho, uma filha chega com sua mãe em um carro emprestado e pede uma cadeira de rodas. Quando entrou, dirigiu-se à assistente social que estava fazendo o acolhimento, mostrou a perna da mãe e pediu que ela intercedesse junto à médica para que a atendesse. A perna da mãe estava aparentemente muito comprometida e a filha informou que a orientaram a procurar o serviço porque naquele dia a médica que estava ali era muito boa. Apesar de a consulta da mãe dela não ter sido regularmente marcada, nesse dia a médica não estava com a agenda "fechada".

A assistente social entrou na sala, falou com a médica, explicou a situação, isso com todo o cuidado do mundo , embora nem todos o tenham, mesmo sendo médicos, para que a "doutora" não se aborrecesse e não deixasse de atender aquela idosa. A médica, com sua arrogância, não só se negou a atender, com o respaldo de que a idosa não estava agendada, como quando passou por ela, na saída, olhou sua perna e disse, no corredor, para quem quisesse ouvir: "Isso só cortando..."

Todos que estavam próximos ficaram indignados, e a filha saiu com a mãe chorando e dizendo que a denunciaria na ouvidoria. A maioria dos meus colegas de trabalho revoltou-se, ficando esperançosa de que, na ouvidoria, essa médica fosse punida e a gestão do serviço se posicionasse e não a aceitasse mais.

Conclusão: a médica foi chamada na ouvidoria, a técnica de enfermagem depôs a favor dela, o serviço nada fez e reagiu com omissão, diante da atitude desrespeitosa com relação não só à pessoa doente, mas ao idoso, ao cidadão que se encontrava em situação de extrema vulnerabilidade, inclusive da sua filha, pelo sentimento de impotência em face da prepotência e da insensibilidade daquela médica.

Hoje, relembrei essa história que me indigna, pois de uma pessoa como essa nada espero... Dessa experiência, ficou a lição de que uma atuação médica, marcada por tais características, fere e humilha, sobretudo aos que já são pessoal, social e historicamente humilhados, como ocorre com grande parte daqueles que dependem, unicamente, do sistema público de saúde.

"Poder fazer o bem e não fazê-lo, não é apenas uma omissão: é uma maldade." – *Álvaro Granha Loregian*

Uma Experiência Desagradável

Por Viviana do Socorro Maciel Quaresma

Todos têm relatos de humanização ou pouca humanização. Assim, como qualquer pessoa, também tenho. Quero relatar uma desagradável experiência na área da saúde: conto-lhes um relato de atitude desumanizada.

Era meu último ano na universidade, cursava o estágio supervisionado em obstetrícia em uma unidade. O ritmo e o trabalho eram intensos, porém cuidava dos meus pacientes com respeito e responsabilidade, afinal, conviver com o outro significa tratá-lo da mesma forma como você gostaria de ser tratado.

Na prática a pacientes em trabalho de parto, estava acompanhada pelo meu professor, que já havia declarado que eu iria, apenas, para "aprender observando".

– Faz para mim a posição na qual você fez seu filho! Solicitou o professor.

Assustada pela forma de falar com a paciente, interferi na conduta:

– Bom dia, princesa! Eu sou a estudante X e esse é meu professor Y. Estamos aqui para lhe ajudar, para isso precisaremos sempre da sua colaboração, da sua confiança.

Na conversa, fui detalhando a conduta que teríamos. No final, perguntei se podia contar com sua ajuda. Imediatamente, a paciente respondeu que sim. Para mim isso foi uma grande conquista, mas não foi a do meu professor.

– Você sempre com esse seu jeitinho. Não, tá errado! Minha filha, foi ou não foi assim que você fez seu filho?

Após a aula, cheguei a conversar acerca do assunto e de minha insatisfação perante aquele momento. Ao término da disciplina, um novo grupo foi para a prática e em uma conversa com o grupo, comentei acerca do assunto e eles me responderam que o professor fez o mesmo.

– E o que vocês fizeram?

– Nós acatamos, afinal, ele é o professor. No entanto, a paciente virou-se de costas, curvou as pernas e os braços – na chamada posição "cachorrinho" – e disse: já estou pronta.

– E o professor?

– Assustou-se com a atitude da paciente e retirou-se da sala.

Depois desse episódio, vários alunos relataram que nunca mais o professor se referiu assim a suas pacientes.

Humanizar é oferecer serviço resolutivo

Por Adriana Cansanção Calheiros

Na unidade de saúde em que trabalho os problemas começam na estrutura física, temos apenas um consultório de enfermagem, um consultório médico e um consultório odontológico para dois profissionais de cada área, que têm que dividir as salas e os horários.

Na Estratégia de Saúde da Família, a realização de citologias, em geral, faz parte das atribuições das enfermeiras. Acontece que o ar condicionado da sala de enfermagem se encontra com defeito, sendo motivo de reclamação por parte de usuárias e profissionais.

Outro caso de desumanização do atendimento é com relação ao teste do pezinho. Nosso frigobar estava com defeito e a porta quebrada e, muitas vezes, a amostra de sangue coletada dos bebês e armazenada no frigobar não podia ser utilizada no exame, tendo os bebês que refazerem o teste. A equipe sempre tenta criar estratégias para solucionar os problemas, como marcar o teste do pezinho apenas no dia em que o *motoboy* da prefeitura vem recolher, mas apenas isso não é o suficiente, pois restringe o serviço e o atendimento dos usuários.

No que diz respeito a minha área de atuação, que é a odontologia, os problemas são os períodos em que faltam alguns materiais e insumos para o atendimento ou quando o equipamento está quebrado, o que causa muitos transtornos. Posso exemplificar o caso de um paciente que queria fazer uma restauração no dente da frente, pois estava com vergonha de sorrir e até de falar, mas estávamos com o fotopolimerizador (aparelho utilizado nas restaurações com resina) quebrado. Para que aquele paciente não voltasse sem atendimento, coloquei um curativo provisório, sendo necessário o retorno do usuário quando o aparelho estivesse funcionando, para a realização da restauração definitiva.

Falar em humanização da assistência em saúde coletiva implica pensar em tornar os serviços resolutivos e de qualidade, pois as necessidades de saúde dos usuários são responsabilidade de todos os atores sociais envolvidos no processo de trabalho. Ressaltando que, para que realmente possamos ter uma verdadeira humanização dos serviços, necessitamos de recursos humanos e materiais suficientes.

Desumanização no ensino

Por Luiz Cláudio Gomes Basto

Humanização é saber ficar no lugar do outro e compreender as suas dificuldades e facilidades...

Um eminente professor de medicina da cadeira de clínica médica de uma determinada faculdade famosa no Brasil estava passando a visita na enfermaria com os estudantes de medicina do quarto ano. Como sempre fazia há vários anos, o professor tinha reconhecimento nacional pela sua capacidade técnica em dar diagnóstico clínico e mostrava aos presentes o seu método de ensino.

Em um determinado momento, escolheu um dos estudantes presentes e perguntou-lhe sobre a patologia do paciente que estava sendo examinado. Indagou sua opinião e conduta para o caso. O estudante tentou responder, e falou que não sabia no final. Então o professor retrucou que o que ele gostaria de ouvir era o fato de ele dizer que não sabia como conduzir...

O ambiente estava silencioso e ficou tenso; os outros colegas ficaram calados e constrangidos pela afirmação do ilustre mestre pois, naquele dia, em especial, estava sendo filmado por uma emissora de televisão para ser transmitido para todo o Brasil sobre a importância do médico clínico geral.

Desumanização no hospital

Por Haroldo Santa Cruz Cansanção

É meia-noite no Hospital Geral, na enfermaria masculina, onde as medicações estão nos prontuários com seus respectivos horários. Lá são internados pacientes que sofreram traumas ou que possuem doenças crônicas, porém alguns dos pacientes têm também um transtorno mental, que por sua vez nem sempre é percebido na recepção ou na triagem em razão de o mesmo não apresentar naquele momento crise ou surto, por estar desacordado pelo acidente de moto ou acidente vascular cerebral-AVC, ou ainda uma elevação na glicose sem agitação psicomotora, ou *diabetes mellitus* descompensado.

Eu estava de plantão noturno prestando assistência a uma solicitação quando percebi um acompanhante, muito preocupado com seu pai, que não dormia desde que foi internado há quatro dias. Os outros pacientes e seus acompanhantes estavam a reclamar de estereotipias, gritos e palavrões obscenos de seu pai, que estava agressivo e agitado, e isto se repetia nas noites quando todos queriam descanso.

Fui ao leito do paciente JMS, 70 anos, e verifiquei que não era somente uma insônia, mas uma crise de abstinência provocada pela ausência há vários dias dos seus medicamentos psiquiátricos, pois o paciente era portador de esquizofrenia, com várias internações em hospital psiquiátrico da nossa cidade. Verificado isto, procurei a enfermeira responsável pelo setor e comuniquei-lhe a necessidade de socorrermos aquele paciente. Fiquei surpreso quando ela me disse que não iria ao médico de plantão solicitar a prescrição para o paciente, pois já tinha feito o que estava no prontuário e que sem estar na folha não medicaria. Achei aquilo um absurdo, uma desumanização, uma pessoa sofrendo e fazendo os outros sofrerem.

Tomei na mão o prontuário do JMS e o levei ao médico plantonista, explicando-lhe a situação do paciente e dos outros que estavam naquela enfermaria. Fui prontamente atendido, sendo prescrita a medicação do paciente. Levei o prontuário e a mesma enfermeira, com um sorriso amarelo nos lábios, pegou a prancheta e fez a medicação à vista de todos os presentes naquela enfermaria. Não é tão difícil fazer humanização!

Rosa e Janaína

Por Rosa Diniz

O que relato a seguir passou-se em uma maternidade pública, durante um final de semana em que tirei plantões subsequentes. É um relato longo, porém não pude resumi-lo.

Pouco tempo depois de chegar para assumir o plantão do sábado, devia ser por volta de 07:30 h, fui procurada por uma jovem de cerca de 20 anos que buscava aflita notícias de sua irmã que dera entrada na emergência com fortes dores no início da madrugada. Segundo informava, ambas eram de origem indígena, mas não aldeadas, sendo que sua irmã tinha 17 anos e teria entrado para dar à luz o primeiro filho. Indígena, a jovem interlocutora que chamarei de Janaína, expressava-se muito bem e informava que sua irmã tinha feito o pré-natal completo no posto da comunidade em que vivia com o esposo, sendo que ela havia entregado o cartão de gestante e todos os exames realizados para a atendente da médica, que estava na recepção da emergência, quando deu entrada na maternidade. O esposo havia permanecido na comunidade, por ter sofrido um acidente durante o trabalho poucos dias antes, ficando com um pé inchado e com dificuldades para se locomover. Após ouvi-la procurei tranquilizá-la, pedindo que aguardasse na recepção enquanto buscava informações de sua irmã, que a partir daqui chamarei de Rosa.

Ao encontrar o registro de entrada na emergência, vi que Rosa havia entrado à 1:40 h relatando muitas dores e com pouca dilatação. A obstetra havia solicitado uma ultrassonografia. Após quase duas horas esperando (a ultrassonografista estava em emergência, segundo informaram para Janaína) pelo exame e com a irmã gemendo, Janaína insistiu e resolveram internar a parturiente. O registro na sala de pré-parto deu-se às 3:15 h. Ao procurá-la fui informada de que o obstetra do horário havia prescrito um sedativo, pois Rosa havia dilatado pouco e estava muito cansada. Encontrei a jovem dormindo e fui verificar o prontuário. Já passavam das oito horas e a ultrassonografia ainda não havia sido feita, pois além de Rosa várias parturientes em trabalho de parto também aguardavam pelo exame. As que conseguiam andar, vagavam pela sala de um lado para o outro, as que não conseguiam levantar-se rolavam na maca, muitas gritavam, outras gemiam mordendo lençóis e, como estavam só com a bata e nada mais para se vestirem, algumas nem percebiam que, ao rolarem de dor, expunham completamente a intimidade de seus corpos.

O pré-parto tinha 20 leitos, todos ocupados. A maternidade dispunha de quatro salas para parto normal e duas salas cirúrgicas. Na escala de plantão constavam três cirurgiões-obstetras e três enfermeiras, sendo que uma delas havia sido deslocada para o berçário. Soube que um dos obstetras estava no ultrassom, outro na emergência e o terceiro havia ligado mandando prepararem uma das salas cirúrgicas, pois estava chegando com uma paciente sua que precisaria passar por uma cesárea de urgência. As duas enfermeiras estavam realizando partos normais, com os poucos técnicos que ajudavam nos procedimentos. Realmente o plantão prometia...

Voltei para procurar Janaína e repassar que sua irmã estava descansando e que, ao acordar, iria realizar o exame, segundo informações da enfermeira. Conversei com uma técnica amiga, que ficou de repassar, para Rosa, que sua irmã estava na recepção, aguardando ansiosa a chegada do sobrinho com as bolsas de ambos com roupas, fraldas e material de higiene.

Por volta de 14 h pedi para a colega enfermeira ir visitá-la. Encontrei Rosa enfraquecida pelas dores do parto, mas informou que o bebê estava bem, de acordo com a ultrassonografia. Solicitou água e comida, pois estava apenas no soro, mas a técnica informou que não poderia se alimentar, já que a qualquer momento poderia romper a bolsa e dilatar completamente, iniciando o parto. Procurei confortá-la segurando uma de suas mãos e fazendo uma oração mentalmente. Conversei um pouco com outras pacientes, verificando aliviada que algumas já tinham ganhado seus bebês e que havia novas admissões. Liguei para Janaína e informei que havia estado com sua irmã.

Por volta de 17 h, Janaína me pede novamente notícias de Rosa. Fui procurar informações da paciente e soube que, apesar de estar recebendo medicação para intensificar a dilatação, a mesma não avançara dos 10 cm e que o obstetra do horário já cogitava a possibilidade de uma cesariana. Procurei o cirurgião, que repousava no conforto antes de assumir a emergência. Perguntei se poderia conversar com Janaína, o mesmo não se negou, explicando que havia examinado sua irmã alguns minutos antes e como a bolsa ainda estava intacta, era seguro aguardar mais um pouco. Pedi paciência para Janaína, mas confesso que eu mesma já estava preocupada.

Antes de bater o ponto às 19 horas, finalizando o plantão, liguei para o pré-parto (dei sorte de haver vários amigos nesse plantão) e perguntei sobre Rosa. Informaram que sua bolsa havia rompido e que provavelmente os plantonistas da noite realizariam a cirurgia. Naquele momento Rosa dormia com sedativos.

No domingo, informaram-me logo ao chegar, para iniciar o plantão, que havia ocorrido um óbito de um RN durante a madrugada. Antes disso, encontrei Janaína chorando, relatando que após três tentativas de falar com os cirurgiões da noite e ameaçar chamar a imprensa, uma médica com cara de sono veio atendê-la às 22 h relatando que iriam realizar a cesariana, mas como já havia uma paciente se preparando para entrar no centro cirúrgico, Rosa seria a próxima. Janaína informou ainda que por volta de duas horas, outro obstetra a tinha chamado para informar que sua irmã havia tido um pico de pressão durante a cirurgia, que também tinha afetado o bebê e que ambos estariam graves na UTI.

Ao ir verificar o óbito e procurar por Rosa, fiquei chocada ao descobrir que o óbito não só era do bebê de Rosa, como ela própria também havia falecido. O pior era que os óbitos haviam ocorrido entre as 2:30 h e 3:30h e até aquele momento ninguém tinha comunicado nada para Janaína.

Fiquei revoltada e fui falar com uma das obstetras do plantão diurno, que estava no conforto médico. A médica, depois de certa insistência minha, disse que conversaria com Janaína, mas somente com a presença da psicóloga. Na realidade, estavam aguardando que eu (assistente social) chegasse para dar a notícia. Liguei para a colega psicóloga de sobreaviso e somente às 9 horas, cerca de 6 horas após as mortes, Janaína, que permanecera por mais de 30 horas na porta do hospital, foi comunicada dos óbitos.

Antes disso, ao ser chamada pela médica, Janaína solicitou que eu a acompanhasse, visto que eu seria uma das poucas pessoas que confiava dentro da unidade. Ao ouvir o relato seco da plantonista, tentando justificar o injustificável, Janaína virou-se para mim, incrédula e, ao confirmar o ocorrido em meu olhar, começou a tremer dos pés a cabeça, desabando em um pranto revoltado e dolorido. Fiquei ali abraçada àquela criatura, sem conseguir dizer uma palavra, visto que meus próprios olhos já estavam marejados. Alguns minutos antes aquela moça demonstrava tanta força e, naquele momento, parecia um ser frágil e indefeso.

Porém essa fragilidade durou apenas cerca de 1 hora, pois ao acompanhar uma das cenas mais marcantes de minha carreira profissional, quando dois corpos (um pequeno pacote sobre o corpo da mãe também inerte) eram levados para o necrotério pelos longos corredores da maternidade, vi que sua pequena irmã demonstrava nos olhos a revolta de uma guerreira e soube, ali, que ela iniciaria uma luta: para esclarecer as mortes prematuras de seus entes queridos.

O possível e o impossível

Por Thaciane Ribeiro

Durante o estágio obrigatório de CTI em um hospital da grande Vitória no último ano da minha graduação, vivenciei uma situação de desumanização. Estava atendendo uma paciente e, no boxe ao lado, outra paciente havia acabado de ter uma parada cardiorrespiratória. Olhei para os lados e vi a equipe agindo como se aquilo fosse o banal, com total descaso e desrespeito. Questionavam o ocorrido entre eles, alegando a idade avançada da paciente e a dependência de liberarem leitos para dois pacientes que estavam no centro cirúrgico. O médico, a passos de tartaruga, chegou próximo ao leito e pediu que a enfermeira de plantão fizesse uma medicação, sem ao menos tentar as manobras de ressuscitação. A enfermeira, em sua lentidão, contando casos particulares ocorridos no dia anterior, rastejava o carrinho de parada como se quisesse ganhar tempo.

Após aplicar a medicação iniciou uma gargalhada sem fim, pois havia aplicado uma medicação de forma equivocada na paciente. De forma irônica, virou-se e disse para dona "Mariazinha" ir com Deus e que ela na verdade estava indo tarde. Uma total falta de respeito. A família, no seu sofrimento, foi informada do ocorrido pela equipe, que disse com a maior cara de pau que haviam feito o possível e o impossível para reverter a parada, porém sem sucesso. Após a saída da família, a enfermeira comemorou a liberação do leito, dizendo que teriam pressa em esterilizá-lo. Fiquei um tanto assustada com o ocorrido. As pessoas atendidas por nós, "profissionais de saúde", merecem respeito e atendimento digno e humanizado, independentemente de idade, cor, raça, cultura e classe social.

Humanizar é...
Por Patricia Tempski e Fernanda Brenneisen Mayer

Neste capitulo oferecemos a você leitor a síntese da análise qualitativa das narrativas sobre a humanização das práticas educacionais e de cuidado na saúde.

As narrativas escritas foram utilizadas como instrumento para reflexão das práticas no ensino e no cuidado dos profissionais de saúde durante seu processo de formação para atuarem como preceptores nos cenários do Sistema Único de Saúde no Brasil (SUS). Entendemos que a compilação das narrativas de 128 preceptores neste livro configura-se como material de estudo e didático. Didático pela potencialidade destas serem utilizadas como exemplos para o estudo de caso ou como situações problemas na formação nas áreas da saúde. Como material de estudo as narrativas foram analisadas pela metodologia de pesquisa qualitativa, com o objetivo de compreender seu conteúdo e sentido.

A pesquisa qualitativa compreende um conjunto de técnicas interpretativas que permitem decodificar e descrever o complexo sistema de significados atribuídos pelos narradores às suas vivências. Estas técnicas de interpretação levam em consideração o contexto social, cultural e temporal nos quais está inserido o narrador.

A análise qualitativa das narrativas teve inicio com a preparação do material, compilação e diagramação deste em um único documento. Na sequência foi realizado uma pré-análise por meio de leituras flutuantes, das quais emergiram os primeiros núcleos de sentido do conjunto de narrativas. Após a primeira leitura seguiram-se outras que permitiram a categorização das narrativas por assuntos. Os critérios para esta categorizacao foram: relevância e repetição. A análise do conteúdo das narrativas foi aprofundada com o estabelecimento das categorias analíticas, as quais foram dividas em dois grandes temas: 1. Valores e 2. Ações associados à humanização de práticas na saúde, conforme descrito nas Tabelas I e II. Cada categoria foi, posteriormente, subdividida em itens, e dentro de cada item foram transcritos trexos das narrativas para exemplificá-los. A análise dos dados qualitativos foi realizada por duas pesquisadoras independentes, comparadas e pareadass por semelhança.

Tabela 1		
Valores associados à humanização de práticas na saúde		
Categorias	*Itens*	*Exemplos*
Respeito	A cultura do outro	"Reconhecer a singularidade de cada um"
	Direito do cidadão	"Respeitar o direito do usuário".
Valoração	Do outro Do trabalho Da equipe	"Valorizar o profissional é humanizar"
	Da vida	"Humanizar é valorizar a vida"
	Do ensino	"Valorizar o ensino no SUS"
Amorosidade	Demonstrar carinho	"O trabalho não pode ser somente técnico e mecânico, é necessário rever as posturas e atitudes"
	Fazer o seu melhor	"Demonstrar amorosidade" "Trabalhar com amor e reconhecer o outro"
Ética	Valores	"O profissional deve valorizar os princípios éticos" "Resgatar valores éticos e humanísticos"
Justiça	Reconhecer direitos	"Humanizar é enfrentar relações de poder no trabalho" "Reconhecer o outro como legítimo cidadão de direito"

Tabela II		
Ações associadas a humanização de práticas na saúde		
Categorias	*Itens*	*Exemplos de discurso*
Perceber	O outro e sua necessidade	"Considerar as questões bio-psico-sociais"
	A si mesmo	"Observar o contexto histórico e político do cuidado"
	Os limites	"Reconhecer os limites dos outros e os seus próprios"
Acolher	Ambiência	"Propiciar ambiente adequado à assistência e ao ensino" "Humanizar é oferecer um ambiente digno e acolhedor" "Garantir condições adequadas de trabalho"
	As pessoas	"Chamar pelo nome" "Garantir acesso"
Demonstrar empatia	Ter sensibilidade	"Humanizar é colocar-se no lugar do outro" "Humanizar é ter compaixão"
Interagir	Horizontalizar a gestão Trabalhar em equipe	"Planejar o cuidado em conjunto, buscando a potencialidade de cada membro da equipe"
Ouvir	Estabelecer diálogo	"Ter uma escuta qualificada" "Buscar alternativas mediadas pelo diálogo"

Responsabilizar-se	Compartilhar o cuidado e a gestão	"Desenvolver a gestão compartilhada" "Trabalhar com todos os atores envolvidos no processo, para juntos decidirem pelos melhores encaminhamentos" "Integrar ESF e NASF"
	Compromisso social radical de transformação	"Humanizar é ser protagonista e agir como protagonista de uma ação resolutiva"
Compreender	A complexidade humana	"Humanizar é cuidar da saúde com integralidade"
Cuidar	Com excelência	"Prestar cuidado com excelência e considerar os princípios do SUS" "Prestar atendimento digno".
	Cuidar do cuidador	"Humanizar é cuidar de quem cuida"
Incluir	Aceitação	"Humanizar é dizer não a qualquer tipo de discriminação". "Aceitar o outro independentemente do contexto social"
Flexibilizar	Adequação da ação a necessidade	"Olhar, ouvir e flexibilizar o atendimento" "Adequar o processo de trabalho a cada realidade"

Possibilitar a autonomia	Respeito	"Buscar o empoderamento dos sujeitos"
	Educação	"Integrar a prática educativa ao cuidado"
	Ação	"Humanizar é ter vontade de fazer diferente". "Desenvolver competências emocionais"

O desafio de analisar qualitativamente as narrativas sobre humanização, decodificar os componentes dos sentidos atribuídos pelos narradores sobre humanização, fez com que emergissem valores e ações necessárias à condição de humanizar as práticas educacionais e de cuidado.

A amorosidade foi um valor atribuído ao fazer bem o trabalho e gostar do que se faz, mas também, relacionado com a capacidade de demonstrar afeto, carinho e consideração na sua prática, mobilizando sentimentos positivos que contribuam com a criação e a manutenção de um clima emocional positivo no trabalho.

Respeito à cultura do outro e reconhecimento das suas singularidades foi outro valor considerado fundamental para a humanização na saúde. Neste sentido inclui-se também, o respeito aos direitos do cidadão e do usuário e o consequente agir com justiça frente a esses direitos. A ética e os valores ligados ao profissionalismo foram citados como norteadores de uma atitude humanística dos profissionais da saúde.

A valoração do outro, do trabalho, da equipe e do ensino foi compreendida como sinônimo de humanização, o que em última análise significaria valorizar a vida.

Entender os pressupostos da humanização das práticas de cuidado não significa agir com humanidade, pode tão simplesmente refletir o senso comum construído por nosso meio social. Neste sentido, a humanização precisa ser expressa por mudanças de comportamento, exteriorizadas por ações como: perceber, acolher, demonstrar empatia, interagir, dialogar, cuidar, incluir, compreender e compartilhar.

Os preceptores que participaram do curso entendem que perceber o outro e a sua necessidade é o princípio da humanização, assim como perceber o contexto histórico e político do cuidado. Essa sensibilidade de perceber envolve ainda o autoconhecimento de reconhecer a si mesmo no processo de cuidado e seus limites.

Acolher as pessoas que buscam o cuidado ou a educação nos cenários do SUS, significa prover um ambiente e recursos dignos e adequados a essas atividades. Acolher também significa garantir acesso e atendimento de qualidade. A ambiência é aqui entendida como humanização.

A humanização na saúde depende, ainda, da demonstração de empatia. Empatia é um construto multidimensional que envolve processos cognitivos e emocionais que permitem a uma pessoa compreender o sentimento de outra e os motivos desses sentimentos. A empatia inclui também um componente comportamental de demonstração desse entendimento. "Humanizar é colocar-se no lugar do outro" e "Humanizar é ter compaixão", são exemplos de discursos que valorizaram a empatia no processo de cuidado.

A

Adriana Bergamini, 189
Adriana Cansanção Calheiros, 365
Adriana Cristina Pereira, 240
Adriano Jorge, 83
Agda Maria Vasconcelos Freire de Oliveira, 78
Albaniza Leite, 98
Ana Cristina da Silva Bezerra, 161
Ana Cristina Vidor, 308
Ana Luiza Andrade Melo, 272
Ana Maria Tavares de Sousa, 19, 149
Andrezza Carvalho Ervedosa, 47
Áurea Marques Ferreira, 305

C

Carla Fernanda Silva, 333
Cássia Rozária da Silva Souza, 118
Claudia Helena Bermudes Grillo, 150
Clivia Beltrame, 253
Cristiana Mara Bonaldi, 120
Cristina Abreu de Araújo, 195

D

Diita Fontoura, 167

E

Edilene Barros Dantas de Sá, 213
Edileuza Bezerra de Almeida, 103
Elânia de Araújo Queiroz, 139
Eliana Macedo de Lemos, 175
Eliana Moderno, 169
Elidiana Klécia Laranjeira da Cruz, 183
Eunice Maria Alves, 233

F

Fabiana Ruotolo, 310
Fábio Jorge Ramalho de Amorim, 267
Fabíola Rossi Paziani, 127
Fátima Sampaio Machado, 50
Fernanda Cardinali, 241
Fernanda Brenneisen Mayer, 35, 375
Flávia Mattos Vieira, 52
Flávia Regina Ribeiro Cavalcanti, 335
Francilene Jane Rodrigues Pereira, 205
Francinese Raquel Vieira Silva, 215
Francis Santana Nava Cardoso, 337

G

Gabriela de Oliveira Guedes Mattos, 311
Gianne de La-Rocque Barros Warken, 271
Gilmara de Almeida Palmeira, 256
Girlene Machado Lima, 261
Glória Maria Souza de Oliveira, 306
Greycy Kelly Gomes da Cunha, 339

H

Haroldo Santa Cruz Cansanção, 368
Helena Scaranello Araújo, 194

I

Ione Barbosa dos Santos, 89
Ione de Souza Coelho, 313
Iraci Rodrigues de Sá Telles, 281
Ivana Maria Queiroz Fernandes, 181

J

Joelma Bento da Silva, 315
José Araújo Silva Júnior, 64

José Maurício de Oliveira, 39
Josemary de Lourdes Honório da Silva Barboza, 53
Josiana Salvador Marinho Lima, 239
Josiania Carla Teixeira de Oliveira, 177
Júlio Eduardo Fernandes de Araújo, 111

K

Kalline Cristine Amorim do Nascimento Meneses, 317

L

Laiza Deininger, 162
Lara Verônica Brito Gomes, 282
Ledronete Silvestre, 59
Leidimara Zanfolim, 93
Lília de Figueiredo Prado, 340
Lucia de Fatima Rodrigues Gomes, 276
Ludmilla Barroso S. Brito, 342
Luiz Cláudio Gomes Basto, 367

M

Magda Dória Vieira, 191
Manoel Gonçalves da Silva Neto, 79
Mara Ines Bapstella Ferão, 343
Márcia Almeida de Araújo Alexandre, 299
Margareth Pandolfi, 217
Maria Betânia de Morais, 345
Maria de Fátima de Souza Rovaris, 61
Maria de Fátima Ferreira Ramalho, 347
Maria de Lourdes Fonseca Vieira, 326
Maria do Socorro Leite B da Silva, 144
Maria Francisca dos Santos Daussy, 69
Maria José Medeiros da Fonseca, 223
Maria Leonide de Oliveira Brandão, 355
Maria Nilcemar Fagundes da Silva, 352

Maria Teresa de Oliveira Feitosa, 128
Marina Leite Souza, 116
Marta de Oliveira Matos Cavalcante, 349
Marta Orofino, 39
Maycon Carvalho dos Santos, 328
Mércia Fernandes Santana Matos, 125
Mércia Lamenha Medeiros, 318
Michelle Mitre, 320
Milena do Socorro Barbosa dos Santos, 351

N

Neiva José da Luz Dias Júnior, 115
Nita Freire, 19
Nívia Patrícia Oliveira de Pinho Valença, 321

P

Patrícia Carla Souza Costa, 229
Patrícia Carvalho, 291
Patrícia Tempski, 27, 35, 375
Patrícia Claus Rodrigues, 255
Paula Quitéria da Silva Ferreira, 268
Paula Rezende Perini, 322
Paulo Carlos de Guadalupe, 297
Pedro Joaquim de Lima Neto, 357

R

Raquel Cristina Campos dos Santos, 192
Regina Coeli Japiá Mota, 155
Rivonilda dos Santos Santana Graim, 206
Roberto de Queiroz Padilha, 25
Robson Edney Mariano N. e Silva, 184
Rômulo Jorge De Brito Galvão, 199
Rosa Diniz, 370
Rosa M. A. Sá C. Albuquerque, 284

Rosa Maria Natalli Montenegro, 132
Rosane Benevides Calheiros, 76

S

Samilla Gonçalves de Moura, 171
Sandra Villela, 274
Sandra Villar, 359
Sebastião Clemente de Souza Neto, 81
Silmara R. Machado, 99
Simone Fialho Pereira Pimentel Martins, 286
Simone Maria de Lima Duarte, 71
Sindaya Belfort, 269
Solange Loyola Meireles Braga, 55

T

Tânia Mara Machado, 324
Tássia Virgínia de Carvalho Oliveira, 193
Tatiana Teresa de Lima, 361
Tatiana Teresa Lima Miranda, 247
Tatiana Viana Maciel, 101
Tergiani Terra Giansante Barros, 57
Thaciane Ribeiro, 374
Thaís Titon de Souza, 224
Thelma Glasser Marques Carreira Gomes, 106

V

Vanuza Solange Guasti, 77
Veruska Faria Barbosa, 134
Viviana do Socorro Maciel Quaresma, 363
Viviane de Oliveira Santos, 226

Z

Zena Maria Corrêa da Costa Villachá, 157

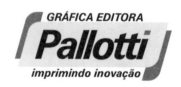

www.graficapallotti.com.br
(51) **3081.0801**